林佳明经方实践录

林佳明　林利城　著

河南科学技术出版社

·郑州·

图书在版编目（CIP）数据

林佳明经方实践录/林佳明，林利城著. —郑州：
河南科学技术出版社，2022.7（2024.9重印）
ISBN 978-7-5725-0859-2

Ⅰ.①林… Ⅱ.①林… ②林… Ⅲ.①经方－汇编
Ⅳ.①R289.2

中国版本图书馆CIP数据核字（2022）第118490号

出版发行：河南科学技术出版社
　　　　　地址：郑州市郑东新区祥盛街27号　　邮编：450016
　　　　　电话：（0371）65737028　　65788613
　　　　　网址：www.hnstp.cn
责任编辑：任燕利
责任校对：崔春娟
封面设计：中文天地
责任印制：朱　飞
印　　刷：河南文华印务有限公司
经　　销：全国新华书店
开　　本：890 mm ×1 240 mm　1/32　印张：7.5　字数：150千字
版　　次：2022年7月第1版　　2024年9月第5次印刷
定　　价：48.00元

序

看到佳明和利城的《林佳明经方实践录》终于要出版，我的内心是激动的。这份激动不仅来源于他们俩悬壶济世的仁者爱心，更多的是，我看到了中医优秀文化这一瑰宝的传承与发展。尤为可贵的是，凡临床大家，无一不是熟读《黄帝内经》《伤寒论》《金匮要略》《神农本草经》等经典，再结合临床，然后反证于临床的。从理论到临床，再从临床上升为理论，反复进行大量的实践与验证。而《林佳明经方实践录》一书，正是荟萃佳明和利城临床实践与验证的一部心血之作。

中医强调辨证施治，重视患者个体差异。佳明和利城的这本临床实践录的撰写历时3年。书中的每一个临床案例都详细讲述了其辨证的过程和方法，其中不乏独到的经方应用体会和经验。这些临床上识证认方的经验，无疑给中医学平添了几分魅力。

佳明和利城分别是钦州市名中医、钦州市青年名中医，是年轻中医中的佼佼者，希望他们继续努力，传承中医，帮助更多的老百姓解除疾苦。

张伯礼院士曾言："中医药是中华优秀文化的瑰宝，传承中医药学术，弘扬中医药优势，让百姓方便看中医，放心用中药，看上好中医，对助力健康中国、维护百姓健康意义重大。"这是中医人的使命，也是中医人的愿景。我想，这也是这本经方实践录出版的意义所在。

第七批全国老中医药专家学术经验继承工作指导老师

广西名中医　天明宝农

2022 年 6 月 12 日

前言

本书取名"经方实践录",是因为书中内容都是我与利城在临床上使用经方治疗疾病的案例记录和临证感悟。在临床中,我们不断地深入学习中医四大经典著作,尤其是仲景的《伤寒论》和《金匮要略》,并通过实践,不断修正和完善自己对经方医学理论体系的认识。

用经方辨治病证(症),可不考虑是西医病名还是中医病名,一切以三阴三阳六经为纲,执六经之牛耳而统百病。有是证则用是方,有是症则加是药;病变治亦变,证变方亦变。对于经方应用不失大法,精辨方证,灵活而圆通,不论急慢性疾病,皆可收到显著疗效。

很多中医从业者及爱好者,包括临床多年的中医师,由于深受院校教材的影响,临床实践效果并不理想,想学习经方医学,但总感觉六经辨证难以把握,云里雾里,结果走了不少弯路。

相对而言,将仲景学说、六经辨证理论运用于临床,经方大师胡希恕先生的经验更加精准、科学、实用。

本书即以经方大师胡希恕先生方证辨证的学术思想为

主线，通过典型临床案例，详尽阐发《伤寒论》六经方证的理论奥旨和胡希恕先生等经方医家方证辨证的学术思想及临证经验，但更多的是自己学用《伤寒论》六经方证辨治的感悟、心得和创新，以及活用经方辨治的临证思路。

虽然我们在《伤寒论》六经方证辨治的学用上积累了一点经验，但是在深入理解《伤寒论》以及活用经方方面做得还远远不够。民国经方大师陆渊雷曾说："学问与年俱进，今日以为是者，安知他日不以为非？"学习经方亦是如此，须不断地读书、不断地思考、不断地互动、不断地临床、不断地提高认识。我们出版此书的目的也是抛砖引玉，希望能够与更多的同行进行思想碰撞和交流，共同探讨、共同完善提高，以期登堂入室，做一代经方传承人；也期待能够鼓舞更多的人学习经典、应用经方，培养经方辨证思维，领悟活用经方的义理，将仲景学术思想发扬光大。

本书共八章，分别介绍了肺系病证、脑系病证、心系病证、脾胃系病证、肾系病证、妇科病证、肢体经络病证及杂病典型经方实践案例。每一个案例均包括患者基本情况、六经辨证、拟方、方药、按语等内容。书中既没有当年徐灵胎先生所说的"惊心动魄之语"，也没有行云流水、笔下生花的华章丽句，一字一句，都是我们的临床实践经验及心得体会。希望能够帮助读者，尤其是初学经方者和刚入行的年轻大夫，建立规范的六经方证辨证思维体系，学会分析问题、解决问题的能力，达到学好一个基本方，用好一类方，举一反三、触类旁通的效果。

本书验案良多，条理清晰，用方思路明确、透彻，适合中医临床工作者、经方爱好者、西医学习中医人员及中医专业学生等阅读参考。

一本书的编写难得全面，难以完美。本书若有不足和疏漏之处，望同道不吝赐教，以便重印时修订，臻于完善。

林佳明

2022 年 4 月

目录

第一章　肺系病证 /001

案例 1　经方合方治愈咳嗽气促半月 /001

案例 2　越婢加半夏汤治愈咳嗽眼胀 /004

案例 3　咳嗽 18 天，3 剂中药显奇效 /006

案例 4　小柴胡汤合葛根汤治疗感冒身痛 /008

案例 5　10 年之痼疾，经方 10 剂而效显 /010

案例 6　大柴胡汤合桂枝茯苓丸治哮喘 /012

案例 7　小青龙汤变方开路治疗支气管扩张并感染 /015

案例 8　定势思维要不得——鼻炎失治 1 例 /018

案例 9　小青龙汤加减治疗鼻窦炎效极佳 /021

案例 10　桂枝二越婢一汤治疗咳嗽 7 天 /024

案例 11　三小汤，一个神奇的小合方 /027

案例 12　经方治咳：宣肺化痰皆无效，和解少阳建奇功 /031

案例 13　射干麻黄汤治疗咳嗽气喘 /033

案例 14　从少阴证论治咽干咳嗽 /037

第二章　脑系病证 /039

案例 1　头晕 8 天，经方两诊而愈 /039

案例 2　大柴胡汤合小陷胸汤治疗脑梗死 /041

案例 3　颠顶痛 1 年，经方温里降逆 3 剂愈 /043

案例 4　头晕 3 年难治愈，经方合用疗效佳 /045

案例 5　经方温阳利水法治愈反复头晕 2 年 /047

案例 6　经方药证对应解决疑难头痛 /051

案例 7　蛛网膜下腔出血，反复发热，中医治疗入坦途 /055

案例 8　里虚寒头痛还需温阳治 /059

案例 9　反复头晕 4 年，温阳化饮、活血化瘀建功 /061

案例 10　表证辨证眼目在临床中万万不可忽略 /064

案例 11　常用方对复杂疾病的非常疗效 /067

案例 12　真武汤加减治疗帕金森病 /070

案例 13　经方时方结合治疗眩晕 1 个月 /073

案例 14　肿瘤术后有头晕，经方治疗效果佳 /075

第三章　心系病证 /078

案例 1　经方四味药治愈心悸 9 个月 /078

案例 2　失眠焦虑久治无果，经方 4 剂见疗效 /081

案例 3　惊悸 1 年，治愈仅需三诊 /084

案例 4　经方巧治反复失眠 10 年 /087

案例 5　惊悸失眠，三方合用疗效佳 /091

案例 6　经方与时方叠用治愈反复失眠 2 年 /095

案例 7　竹皮大丸合桂枝甘草龙骨牡蛎汤治疗更年期
　　　　反复失眠 /098

案例 8　四逆汤、四逆散合桂枝甘草龙骨牡蛎汤治疗心悸 /101

案例 9　柴胡桂枝干姜汤合当归芍药散治愈失眠 2 年 /103

案例 10　失眠也可以不用安神药 /106

案例 11　虚劳失眠求经方，治疗效果人人夸 /108

案例 12　方证对应治愈失眠 6 年 /110

案例 13　逍遥散治疗情绪低落 2 年 /113

案例 14　温经汤治疗失眠 1 例 /116

第四章　脾胃系病证 /118

案例 1　茯苓饮治疗痞满 /118

案例 2　大便痛泻 2 年，附子理中汤加减见功效 /120

案例 3　经方治疗儿童肠梗阻便秘、呕吐 /122

案例 4　4 剂大柴胡汤治腹痛显奇功 /125

案例 5　太阴胃痛，3 剂良方显奇功 /128

案例 6　从表阴证论治反复胃痛 3 年 /131

案例 7　寒温并用法治愈腹痛 3 天 /133

案例 8　便秘 8 年痛苦不堪，温阳通腑效果显 /136

案例 9　胃不和卧不安治验 /141

案例 10　胃脘疼痛 3 天急求医，经方治疗立竿见影 /143

案例 11　虚寒胃痛，小建中汤建奇功 /146

案例 12　久泻 2 年，乌梅丸显示中医的神奇 /148

第五章　肾系病证 /153

案例 1　水肿，真武汤治验 /153

案例 2　小柴胡汤合八正散治疗尿路感染 /156

案例 3　夜尿 11 次，经方 3 剂而愈 /160

第六章　妇科病证 /162

案例 1　温阳法治月经不调见奇效 /162

案例 2　中医治疗 1 个月，免除第 3 次宫腔镜手术之苦 /165

案例 3　经方治愈月经量多、淋漓不尽 7 天 /168

案例 4　当孕期偶遇咳嗽咳痰 /171

案例 5　温经汤治疗痛经 /175

第七章　肢体经络病证 /177

案例 1　腰膝冷痛难行走，经方治疗立竿见影 /177

案例 2　麻黄附子细辛汤合肾着汤治疗强直性脊柱炎 /179

案例 3　孕期膝关节肿痛，经方治疗效果显著 /182

案例 4　黄芪桂枝五物汤治疗偏侧肢体麻木 /184

案例 5　经方半月治愈老年膝关节疼痛 /187

案例 6　桂枝加附子汤治疗四肢痉挛 7 个月 /189

第八章　杂病 /192

案例 1　牙火须辨虚与实——潜阳法治疗牙痛 /192

案例 2　柴胡桂枝干姜汤合乙字汤治疗痔疮出血 /195

案例 3　大青龙汤治疗荨麻疹 2 周 /197

案例 4　口干不全是阴虚火旺 /200

案例 5　3 剂麻黄连翘赤小豆汤治愈全身皮疹瘙痒 /203

案例 6　经方高效治愈口腔溃疡、头晕 /205

案例 7　反复口腔溃疡，服 4 剂中药而解 /207

案例 8　经方治愈全身乏力 6 年 /210

案例 9　方药合证，不必运用抗生素——经方治愈发热、
　　　　腹痛 /213

案例 10　温潜法治疗咽痛、咽干 1 例 /216

案例 11　治疗梅核气并非都用半夏厚朴汤，仔细辨证发现
　　　　　蛛丝马迹 /219

案例 12　柴胡桂枝汤化裁治疗难缠的高热 /222

案例 13　孕期咽痛不要怕，小柴胡汤建奇功 /225

第一章
肺系病证

————— 案例 1 —————

经方合方治愈咳嗽气促半月

患者，男，76岁，体胖，因"咳嗽半个月"来诊。

患者诉半个月前出现咳嗽，咳时气促、胸痛，伴咽痛、咽干，咽中有痰，鼻流黄稠涕，纳少，腹胀，食过多则腹痛，大便正常。舌暗红，苔白干，脉弦滑。

六经辨证：少阳阳明太阴合病。

拟方：小柴胡汤加石膏合半夏厚朴汤加减。

方药：柴胡15g，黄芩12g，半夏10g，厚朴12g，苏子10g，茯苓20g，生姜6g，大枣6g，五味子6g，细辛3g，桔梗10g，甘草20g，薏苡仁40g，射干10g，石膏40g。3剂，日1剂，水煎服。

＊ ＊ ＊

二诊 患者自诉基本痊愈，时稍有咳嗽，痰白，咽干，无咽痛、胸痛、流涕，无腹胀，纳正常。舌淡红，舌胖大，苔白腻微黄；左脉弦滑，右脉沉细。

六经辨证：太阴阳明合病夹痰夹饮。

拟方：半夏厚朴汤合苓甘五味姜辛汤加石膏。

方药：半夏 10g，厚朴 12g，干姜 6g，石膏 20g，苏子10g，茯苓 20g，生姜 6g，大枣 6g，五味子 6g，细辛 3g，桔梗10g，甘草 20g。3 剂，日 1 剂，水煎服。

后电话随访，诉咳嗽已愈。嘱服香砂六君丸善后。

【按语】一诊时，患者咳嗽，胸痛，脉弦，考虑为少阳病；咽痛、咽干、鼻流黄稠涕，考虑为阳明病；咽中有痰，纳少，腹胀，食过多则腹痛，苔白，脉滑，考虑为太阴病。证属少阳阳明太阴合病。

二诊时，患者咳嗽，痰白，舌淡红，舌胖大，苔白腻，左脉弦滑，右脉沉细，考虑为太阴病；咽干，苔微黄，考虑为阳明病。证属太阴阳明合病夹痰夹饮。

《伤寒论》第 96 条："伤寒五六日，中风，往来寒热，胸胁苦满，嘿嘿不欲饮食，心烦喜呕，或胸中烦而不呕，或渴，或腹中痛，或胁下痞硬，或心下悸、小便不利，或不渴、身有微热，或咳者，小柴胡汤主之。"

原文小柴胡汤方后的加减法中有：若咳者，去人参、大枣、生姜，加五味子半升、干姜二两。本病小柴胡汤与半夏厚朴汤合用，加细辛以加强化痰饮之功效。

　　二诊时，患者无咽痛、胸痛，考虑少阳证已不明显，故去小柴胡汤，其咳嗽考虑为太阴痰湿所致，结合患者体胖，考虑与患者体质有关，故在半夏厚朴汤的基础上加苓甘五味姜辛汤以加强温化痰湿之力。咳嗽痊愈后以中成药香砂六君丸健脾化湿，调理体质。

——— 案例 2 ———

越婢加半夏汤治愈咳嗽眼胀

患者，女，59岁，因"咳嗽2天"于2021年8月1日来诊。

患者2天前出现咳嗽、鼻塞，咳嗽一直不停，咳逆上气，不能平卧，咳甚眼肿、眼胀欲脱。有痰，汗出，口苦，纳可。舌淡红，苔薄黄，脉沉细。

六经辨证：太阳太阴阳明合病。

拟方：越婢加半夏汤。

方药：麻黄10g，石膏30g，生姜10g，大枣10g，姜半夏30g，炙甘草6g。3剂，日1剂，水煎服。

* * *

二诊 患者服药后，咳嗽明显减轻，无眼胀、眼肿，痰少许，汗出，无口苦，难以入睡，无鼻塞，偶有喷嚏。舌淡润，苔白，脉沉细。

六经辨证：太阳太阴合病。

拟方：半夏厚朴汤。

方药：姜半夏 30g，厚朴 15g，苏子 10g，生姜 10g，苏叶 10g，茯苓 20g。3 剂，日 1 剂，水煎服。

服药后咳嗽已，停药。

【按语】患者咳嗽，鼻塞，汗出，考虑为太阳病；有痰，咳逆上气，不能平卧，咳甚眼肿、眼胀欲脱，考虑为水饮上逆之太阴病；口苦，舌淡红，苔薄黄，考虑为阳明病，水饮郁而化热。

《金匮要略·肺痿肺痈咳嗽上气病脉证治第七》："咳而上气，此为肺胀，其人喘，目如脱状，脉浮大者，越婢加半夏汤主之。"

热壅饮逆，复兼外邪束表，故咳而上气，平卧咳甚，则为肺胀。目如脱状者，形容眼球突出如欲脱，为眼胀之甚。咳逆上气，甚则眼胀欲脱，提示水饮上逆非常急迫明显，外有表邪里有热，半夏辛温，化痰、降逆、下气，加于越婢汤中，故治越婢汤证而有痰饮、咳逆上气者。

越婢加半夏汤方：麻黄六两，石膏半斤，生姜三两，大枣十五枚，甘草二两，半夏半升。

越婢加半夏汤是《金匮要略》中常用的一首方，用于治疗咳气上逆，外有表邪里有热，合并有水饮的表现。

—————— 案例 3 ——————

咳嗽 18 天，3 剂中药显奇效

患儿，女，6 岁半，15kg，因"咳嗽 18 天"于 2022 年 1 月 21 日来诊。

患儿 1 月 3 日发热后出现咳嗽、呕吐，服用抗生素治疗后好转。后吃了寒凉食物，咳嗽加重，晚上咳嗽明显，经过抗生素输液治疗，症状改善不明显。现症：无发热，无鼻塞流涕，咽痒，阵发性咳嗽，呛咳，无气促，纳可，大便正常。舌淡润，苔白，脉沉细。

六经辨证：太阴病夹风证，水饮上逆犯肺。

拟方：苓甘五味姜辛汤合二陈汤加减。

方药：茯苓 10g，干姜 6g，细辛 4g，五味子 10g，炙甘草 6g，姜半夏 10g，陈皮 6g，蝉蜕 4g，炒僵蚕 8g，防风 6g，前胡 10g，紫菀 10g，款冬花 10g。3 剂，日 1 剂，水煎服。

服药后，咳嗽已。

【**按语**】根据问诊可知患儿此时无表证，以单纯咳嗽为主症。这时我们要看是水饮上逆还是久病伤津或是燥邪引起的。阵发性咳嗽、呛咳，在排除气管异物的情况下，考虑水饮上逆所致。四诊合参，患儿舌淡润，苔白，可知有水饮；脉沉细，为太阴病，病邪在里；咽痒，为风邪犯于咽喉。患儿3日发热后出现咳嗽、呕吐，服用抗生素后症状好转，但仍迁延不愈。后表邪入里，再用抗生素液体输入，里虚更重，液体（寒邪）积留体内，故而咳嗽改善不明显。在中医看来，抗生素激发肾阳，让肾中元阳出来抵抗外邪，肾阳消耗越大，最终导致肾阳不足，里虚寒更重。里有水饮，常以温化水饮为法，故用苓甘五味姜辛汤温肺化饮。

《金匮要略·痰饮咳嗽病脉证并治第十二》："冲气即低，而反更咳，胸满者，用桂苓五味甘草汤，去桂，加干姜、细辛，以治其咳满。"

方中细辛、干姜温中逐饮；五味子性温味酸，益气止咳，并敛细辛、干姜之辛散。这三味药常配伍治寒饮咳逆。茯苓、甘草亦益气化痰祛饮，五味配合，共治病属太阴里寒的痰饮咳。

二陈汤燥湿化痰，调理脾胃之升降。方中茯苓、半夏，一升一降，燥湿渗湿而不生痰；陈皮亦理气化湿；甘草调和诸药。有风邪者，我常加祛风止痉药，如本案例加用防风、前胡、蝉蜕、僵蚕以祛风。风邪较轻者，可选用植物药，如防风、前胡；较重者用动物类药，如蝉蜕、僵蚕、全蝎等。如果痉挛很严重，则用止痉散（全蝎、蜈蚣）。最后加紫菀、款冬花，降气化痰止咳。两者均性温，紫菀入血分，款冬花偏入气分，两药合用可增强止咳功效。

患儿服药3剂痊愈，说明辨证方药准确，即可立竿见影。

——— 案例 4 ———

小柴胡汤合葛根汤治疗感冒身痛

患者，男，36岁，因"感冒鼻塞、身痛1周"来诊。

患者述1周前因为感冒出现鼻塞流涕，身痛，颈项不适，自服感冒药后症状缓解，但是仍鼻塞、乏力、身痛，遂来诊。刻诊：鼻塞流涕，身痛，颈项不适，无汗，口干口苦，胸腹胀。舌淡，苔白，脉弦浮。

六经辨证：少阳太阳合病。

拟方：小柴胡汤合葛根汤。

方药：麻黄10g，葛根30g，柴胡15g，黄芩10g，姜半夏15g，党参10g，生姜10g，大枣10g，桂枝15g，白芍15g，炙甘草10g。3剂，日1剂，水煎服。

服药3剂而愈。

【按语】凡学过六经辨证者，临床中治疗这类疾病应该是比较有把握的。

鼻塞流涕，身痛，颈项不适，考虑太阳病；患者服用感冒药后症状缓解，仍有鼻塞流涕，颈项不适未完全缓解，考虑太阳病，应该继续发汗解表。

太阳病，分伤寒和中风。患者无汗，体质尚可，考虑麻黄汤类方；合有颈项不适，选用葛根汤发汗解表，解痉止痛。

患者感冒服药后疾病是否发生传变，主要根据症状判断。口干口苦，胸腹不适，脉弦，提示病入半表半里为少阳病。这个患者的症状非常典型。注意有些症状并不典型，要从病机去分析，表不解，则形成太阳少阳并病，治疗要解表，同时和解少阳。

表不解，在感冒、肺炎、流感、咳嗽、头晕、头痛中比较常见。患者主诉可能是发热，可能是鼻塞，可能是身痛，这就要看疾病是否还有表证，病位、病性是否发生了传变。

这个患者是否可以用桂枝柴胡汤？

患者体质尚可，无汗，选用葛根汤更合适。

能否用柴胡桂枝干姜汤？

柴胡桂枝干姜汤证为厥阴病，上热下寒。本例患者里虚寒不明显，脉弦浮，选用小柴胡汤更合适。

小柴胡汤合葛根汤是我临床中运用比较多的一首方，而小柴胡汤合麻黄汤临床运用少得多，这跟有很多患者来之前已经反复用过退热药或抗生素等有关，也跟现代人缺少运动、饮食不规律及痰湿体质有关。

—— 案例 5 ——

10 年之痼疾，经方 10 剂而效显

患者，男，27 岁，因"咳喘 10 年"于 2018 年 6 月来诊。

患者诉 10 年前患咳喘病，逐渐加重，平时服用西药抗过敏药、支气管扩张药，初期有效，后效果不理想，改服氨茶碱得以平喘。刻诊：时有发热，胸胀满、气短，咳白色泡沫清稀痰，自觉畏寒，张口流涎，纳可，半卧位睡觉，小便频数。舌淡，苔薄白，脉沉细滑。

六经辨证：太阳太阴合病。

拟方：小青龙汤。

方药：麻黄 10g，白芍 12g，细辛 10g，干姜 10g，甘草 6g，桂枝 12g，五味子 10g，姜半夏 12g。5 剂，日 1 剂，水煎服。

3 剂后身热已退，吐痰爽快，已能平卧睡觉；5 剂后小便减少。继服原方 5 剂，胸满气短减轻，痰量减少，痰稠，改服四君子汤以健脾。

【按语】发热，畏寒，辨证为太阳病；胸胀满、气短，咳白色泡沫清稀痰，张口流涎，小便频数，苔薄白，脉沉细滑，辨证为太阴病，综合考虑为太阳太阴合病。《伤寒论》第40条："伤寒表不解，心下有水气，干呕发热而咳，或渴，或利，或噎，或小便不利、少腹满，或喘者，小青龙汤主之。"半卧位睡觉乃里有痰饮上冲的症候反应。《金匮要略·痰饮咳嗽病脉证并治第十二》："咳逆倚息，不得卧，小青龙汤主之。"故此案例运用小青龙汤治疗。

我运用小青龙汤的经验：咳嗽，气喘，痰清稀如同泡沫，咽喉不红，舌胖大、边有齿痕，苔白润。若口干渴欲饮水，小青龙汤加石膏汤；如咳嗽痰多，咽痒，咳痰不利，可用小青龙汤合半夏厚朴汤。

—————— 案例 6 ——————

大柴胡汤合桂枝茯苓丸治哮喘

患者，男，46 岁，因"哮喘"于 2021 年 5 月 11 日来诊。

患者诉夜晚哮喘明显，口干口苦，心烦，大便秘结，4~5 天一次，服用过很多补肾的药物，效果不佳。舌暗，苔白，脉弦而有力。

六经辨证：少阳阳明合病夹瘀血。

拟方：大柴胡汤合桂枝茯苓丸。

方药：柴胡 18g，黄芩 15g，白芍 12g，生姜 10g，大枣 10g，生半夏 15g，大黄 6g（后下），桂枝 10g，茯苓 15g，丹皮 10g，桃仁 10g，赤芍 15g。7 剂，日 1 剂，水煎服。

* * *

二诊（5 月 19 日） 经过治疗，患者症状明显改善，哮喘减轻，舌脉同前。继服上方 7 剂，日 1 剂，水煎服。患者服药 14 剂后，哮喘缓解，要求停药观察。

【按语】 俗语云:"内不治喘,外不治癣。"可见这两种疾病是让医家如何束手无策,但是今天的医案告诉我们,经方用好了,也可以"内不怕治喘"。

《伤寒论》第263条:"少阳之为病,口苦,咽干,目眩也。"患者口干口苦,脉弦,是很明显的少阳病证。《伤寒论》第180条:"阳明之为病,胃家实是也。"阳明病的病机是外邪入里化热,与大肠燥热相结,导致津液被耗,大便秘结由此而起。故辨患者为少阳阳明合病,病位在里,病性为实证、阳证。患者舌暗,表明内有瘀血。

《伤寒论》第103条:"太阳病,过经十余日,反二三下之,后四五日,柴胡证仍在者,先与小柴胡汤。呕不止,心下急,郁郁微烦者,为未解也,与大柴胡汤下之则愈。"大柴胡汤是治疗少阳阳明合病的常用代表方剂,正好与患者少阳阳明合病的辨证符合。

胡老(胡希恕。——作者注)认为,原有瘀血潜伏于体内,一旦外感或伤食或七情变化,则诱使瘀血变化,上犯肝肺而发哮喘。若不祛瘀,则哮喘经久不愈。故凡哮喘,不论寒暑,经年不已者,多属瘀血为患。此即所谓"治哮喘不用麻黄,却独崇大柴胡汤"的道理所在。

《金匮要略·妇人妊娠病脉证并治第二十》:"妊娠六月动者,前三月经水利时,胎也。下血者,后断三月衃也。所以血不止者,其癥不去故也,当下其癥,桂枝茯苓丸主之。"条文中虽然表示桂枝茯苓丸是治疗妇人胎动不安、产后恶露不止及血瘀经闭症状的,但造成这种情况的原因是内有瘀血,血不能行，所以即便患者并非妇人，只要有瘀血，桂枝茯苓丸都适用。

大柴胡汤合桂枝茯苓丸治经久不愈的哮喘。我在临床中运用的体会：口干口苦，以胸胁苦满、心下急、烦躁易怒、大便干燥或便秘、舌体瘀暗为辨证眼目。

案例 7

小青龙汤变方开路治疗支气管扩张并感染

患者，男，56 岁，因"反复咳嗽咳痰半年"于 2021 年 5 月 4 日来诊。

患者诉反复咳嗽咳痰半年，在当地医院检查诊断为"支原体肺炎，支气管扩张并感染"。两侧胸膜增厚、粘连，气胸，反复使用抗生素治疗后症状好转不明显。现症：反复咳嗽咳痰，痰多，痰鸣音明显，气喘。疲劳，乏力，无口干口苦。晨起嘴唇干，有点粘的感觉。纳差，反胃，嗳气，无腹胀。活动后易出汗，有点怕冷。近两年来大便一天两次、成形，吃了饭就有便意，不易消化，矢气多，无臭味。无盗汗，时有后背肺部凉感，随天气变化肺部易闷胀不适，咳嗽加重。容易疲倦，容易犯困，时有心慌易醒，上火。舌淡，苔白，脉沉细无力。

六经辨证：少阴太阴合病。

拟方：小青龙汤加附子合三子养亲汤加减。

方药：黑顺片 30g（先煎 1 小时），干姜 20g，炙甘草 30g，麻黄 10g，蝉蜕 10g，桂枝 30g，白芍 30g，细辛 20g，生半夏 30g，茯苓 45g，生白术 30g，枳实 20g，苏子 15g，炒莱菔子 20g，苦杏仁 10g。7 剂，日 1 剂，加 2500 毫升水煎煮 1.5 小时，煎至 300 毫升，分 3 次服用。

＊ ＊ ＊

二诊（5 月 13 日） 咳嗽减轻，咳痰明显减少，仍时有痰鸣。肺部 CT 示两肺支气管扩张并感染（部分吸收），原右侧局限性气胸基本吸收。左脉沉细而弱，右脉沉细无力。守上方加薏苡仁 30g，7 剂，日 1 剂，水煎服。

＊ ＊ ＊

三诊（5 月 24 日） 有时咳痰，气短，痰黏稠，痰鸣减轻。舌淡、胖大，苔白，脉沉细。

六经辨证： 太阴阳明合病。

拟方： 四逆汤、葶苈大枣泻肺汤合千金苇茎汤加减。

方药： 黑顺片 30g（先煎 1 小时），干姜 30g，茯苓 45g，生白术 30g，葶苈子 20g，大枣 20g，芦根 30g，薏苡仁 60g，桃仁 15g。7 剂，日 1 剂，水煎服。

随访： 患者呼吸时喉咙类似喘的声音消失，但还是咳，感觉喉咙有痰，要经常清嗓子才舒服。予四君子汤、半夏厚朴汤、二陈汤收尾。

【按语】《伤寒论》曰："太阴之为病，腹满而吐，食不下，自利益甚，时腹自痛。"患者反复咳嗽，纳差，怕冷，不易消化，是很明显的太阴病证。患者易疲倦犯困，说明体内有湿有饮；怕冷，脉沉细，提示阳虚明显，乃里虚寒、夹痰夹饮、阳气亏虚、中焦虚寒之状。

一诊时患者反复咳嗽咳痰，运用抗生素症状并没有缓解。假如是热证，咳嗽咳痰应该缓解，因为抗生素治疗热证咳嗽很有效。来诊的时候，患者阳气已虚，阴寒内盛，中焦虚寒，痰饮上逆于肺，阴寒不化，肺气上逆，这时关键是把阳气扶上来，同时顾护中焦脾胃，加强脾胃的运化，运用虚化小青龙汤、三子养亲汤加减。

《伤寒论》第40条："伤寒表不解，心下有水气，干呕发热而咳，或渴，或利，或噎，或小便不利、少腹满，或喘者，小青龙汤主之。"小青龙汤主治外邪里饮，加附子，增强温阳之效。此外患者痰多，合用三子养亲汤祛痰降气。

三诊时患者痰已减少，痰鸣减轻，寒凝稍减，但舌淡、胖大，阳虚仍在，改为四逆汤。患者气短，《金匮要略》云"支饮不得息，葶苈大枣泻肺汤主之"，故合葶苈大枣泻肺汤、千金苇茎汤宣肺祛痰，利水平喘。

此例以小青龙汤开路，温阳化痰，涤荡群阴。寒凝结于肺，痰饮内伏，反复运用抗生素，阳气已虚，此时需要雷霆之力，温阳化痰，顾护中焦，温化水饮，症状好转后，继续调治。

—————— 案例 8 ——————

定势思维要不得——鼻炎失治 1 例

患者，女，29 岁，因"鼻塞、流涕 3 年"来诊。

患者 3 年前出现鼻塞、流鼻涕、打喷嚏，在当地医院诊断为鼻炎，经过治疗症状缓解不明显。现症状如上，伴有失眠，难以入睡，头痛，头晕，偶有口干口苦，咽喉有痰，胸闷，无汗，大便黏、不成形。舌胖大、边有齿痕，脉沉细无力。

六经辨证：太阳太阴合病。

拟方：小青龙汤加减。

方药：麻黄 6g，桂枝 10g，白芍 10g，细辛 6g，半夏 10g，干姜 10g，炙甘草 6g，五味子 6g，茯苓 15g，白术 10g，党参 10g，鹅不食草 10g。2 剂，日 1 剂，水煎服。

患者服用 2 剂后仍失眠，整晚处于失眠状态，症状改善不明显。

* * *

二诊 鼻流脓涕，鼻塞，打喷嚏，失眠，彻夜不眠。舌红，苔黄，脉弦细。

六经辨证：太阳阳明合病。

拟方：桂枝汤加桔梗甘草汤合千金苇茎汤加减。

方药：桔梗 12g，甘草 12g，桃仁 10g，薏苡仁 30g，芦根 15g，桂枝 10g，白芍 10g，大枣 10g，生姜 3 片。3 剂，日 1 剂，水煎服。

经过两次治疗，患者症状改善不明显，我反思应再次审查症候反应，是不是六经辨证没有辨对，或是兼证没有明确，或是方证没有选对。

＊　＊　＊

三诊　鼻塞流涕，无脓不黏，打喷嚏，失眠，难以入睡，头痛，头晕。舌胖大、边有齿痕，脉沉细无力。

六经辨证：太阳太阴合病。

拟方：桂枝去桂加茯苓白术汤、干姜、细辛。

方药：炙甘草 12g，赤芍 20g，生姜 20g，茯苓 30g，白术 20g，干姜 10g，细辛 6g，大枣 10g。3 剂，日 1 剂，水煎服。

患者服用 3 剂后症状明显好转，无明显的鼻塞、流涕，无打喷嚏，能入睡，舌、脉同前，无少阳证、阳明证。守上方 3 剂。

【按语】我在这个患者的治疗上走过一段弯路。

一诊时，患者鼻塞流涕，头痛，考虑表邪仍在，辨为太阳病；喉有痰，大便黏、不成形，舌胖大、边有齿痕，脉沉细无力，均为水饮内停之象，辨为太阴病。整体辨为太阳太阴合病。

《伤寒论》第 40 条："伤寒表不解，心下有水气，干呕发热而咳，或渴，或利，或噎，或小便不利、少腹满，或喘者，小青龙汤主之。"

本方从六经来说，属于太阳太阴合病证，其辨证要点为外邪里饮。但患者服用小青龙汤后症状不减反而特别难受，失眠症状加重，可能跟麻黄有一定的关系，每个人的个体差异比较大，使用生麻黄后反应也不同；另外，与麻黄的质量也有关系。

二诊用了温热的药后，症状发生了变化，表现为入里化热、水饮化热，考虑太阳阳明合病。用了千金苇茎汤虽然症状缓解不明显，但从舌、脉反应来看，里热已，主要还是水饮为主，水饮未化，表邪还在。

三诊的时候再次审证：还是鼻塞流涕，已无脓涕，阳明里热已，还是有表邪，前面用小青龙汤效果不明显。表邪有但是不甚明显，头晕头痛，失眠，流涕，主要的矛盾还是水饮上逆。这时我想到了《伤寒论》第28条"服桂枝汤，或下之，仍头项强痛，翕翕发热，无汗，心下满，微痛，小便不利者，桂枝去桂加茯苓白术汤主之"。患者表证不甚明显，服用生麻黄失眠加重，有水饮内停，当为太阳太阴合病，选用桂枝去桂加茯苓白术汤、干姜、细辛，这里用了另外一个外邪里饮治疗的思路，不再用麻桂来解表，结果却是一击而中，效果比较明显。

这个案例，其实很值得总结及思考，可能以前用小青龙汤治愈了太多的鼻炎案，有时一看就陷入了定势的思维，加之每个个体的因素、伴随症状等不同，没详细审查症候的反应便做出了诊断。证是不断变化的，我们在辨证的时候应该根据症候反应，随证治之。

---- 案例 9 ----

小青龙汤加减治疗鼻窦炎效极佳

患儿，男，4岁，因"流涕45天，加重3天"来诊。家属诉患儿一个半月前感冒后出现鼻塞流涕、咳嗽咳痰，无发热，经治疗症状好转，但鼻塞、流涕依然存在，在外院诊断为鼻窦炎，以抗生素治疗后咳嗽咳痰好转，但鼻塞流涕未见好转。3天前上症再发，不咳嗽，不发热，鼻塞流涕，打喷嚏，汗出。舌淡，苔白，水滑舌，脉沉细无力。

六经辨证：太阳太阴合病。

拟方：小青龙汤加减。

方药：杏仁6g，桂枝6g，白芍4g，细辛4g，干姜6g，姜半夏10g，五味子4g，炙甘草4g，桔梗6g，薏苡仁10g。3剂，日1剂，水煎服。

* * *

二诊 患儿仍有鼻塞流涕，无打喷嚏，睡觉时打鼾。舌淡，苔白，脉沉细。守上方加山药15g。3剂，日1剂，水煎服。

＊＊＊

三诊　偶有流涕，色白，无打喷嚏，打鼾减少。舌淡，苔白，脉沉细。守二诊方 3 剂，日 1 剂，水煎服。

＊＊＊

四诊　症状明显减轻，已无打鼾，各方面症状都有所改善。守三诊方加茯苓 10g、白术 10g，3 剂，日 1 剂，水煎服。

＊＊＊

五诊　已无症状，无鼻塞流涕、打喷嚏，无打鼾，嘱患儿注意饮食，不食用过冷食物，以免伤及脾胃及中焦；适当运动，增强体质，不要一感冒就使用抗生素。

【按语】一诊时，患儿因为感冒咳嗽而运用抗生素，但仍有鼻塞流涕、汗出，考虑表证未解，辨为太阳病；打喷嚏，考虑水饮上冲明显，舌淡、苔白、水滑舌为水饮之象，故考虑太阴病。整体辨证为太阳太阴合病。有外邪里饮存在，故选用小青龙汤，加强水饮的排出，加用薏苡仁排痰；有汗，原方中麻黄改为杏仁，以防发汗太过。二诊、三诊，症状在好转，加山药益气养阴、健脾利湿。四诊加茯苓、白术加强健运中焦，化水饮。

青龙为东方之神，治水神通广大，小青龙汤即得名于此。该方具有散寒温肺、化痰涤饮之功。《伤寒论》第 40 条："伤寒表不解，心下有水气，干呕发热而咳，或渴，或利，或噎，或小便不利、少腹满，或喘者，小青龙汤主之。"本方从六经来说，证属太阳太阴合病证，用于外感风寒，内有痰饮者。临床用之，表证可以没有，但内饮一定要有。"病痰饮者，当以温药和之"为其要旨。方中除桂枝解表散寒，干姜、半夏、细辛、五味子同用，为治疗寒湿痰饮停之经典配伍组合。但本方不可久服，病去大半，常以苓桂术甘汤调理善后。

此类患者在门诊是比较常见的，反复鼻塞流涕，患儿年龄小，不会把鼻涕擤出来，反而往往会倒吸鼻涕，由于儿童咽鼓管的生理性狭窄还没有形成，管道接近水平位，这样咽鼓管鼻咽部的开口就几乎与鼻底相平，鼻咽部的分泌物和细菌就比较容易沿咽鼓管鼻咽部的开口进入中耳，引起中耳炎。而儿童在这个生理阶段淋巴组织增生，会比较大，对开口于其两侧的咽鼓管很容易造成堵塞或部分阻塞，不仅对咽鼓管的引流造成影响，而且由于常常局部积聚细菌和分泌物，更容易导致逆行感染。

所以这个病对患儿家长来说是比较苦恼的，长期反复鼻塞流涕，看西医会有鼻窦炎、腺样体肥大等各种诊断。其实中医的治疗有独特的优势，但是要在六经辨证的指导下治疗，这个医案也是有比较好的借鉴意义，希望可以帮助到更多的人。

案例 10

桂枝二越婢一汤治疗咳嗽 7 天

患者，女，50岁，因"咳嗽7天"于2021年9月3日来诊。

患者诉7天前出现咳嗽，鼻塞流涕，有少许痰，口干，汗出，咽喉痒。舌尖红，苔白，脉沉细。

六经辨证：太阳阳明合病。

拟方：桂枝二越婢一汤加杏仁、厚朴、半夏。

方药：麻黄6g，桂枝10g，白芍10g，生姜10g，大枣10g，甘草6g，石膏30g，杏仁10g，厚朴10g，姜半夏15g。5剂，日1剂，水煎服。

* * *

二诊（9月8日） 患者咳嗽已经明显减轻，无痰，胸闷。舌淡，苔白，脉沉细。

拟方：半夏厚朴汤加细辛、干姜、五味子。

方药：姜半夏20g，厚朴10g，苏子10g，苏梗10g，生姜10g，茯苓30g，细辛6g，干姜10g，五味子10g。3剂，日1剂，水煎服。

* * *

三诊（9月15日）　服药后已无咳嗽，后因天气变化，又有少许咳嗽，痰白。舌淡，苔白，脉沉细。守上方加前胡10g、蒸附片15g（先煎1小时），3剂，日1剂，水煎服。

服药后，咳嗽已，停药。

【按语】患者为中年女性，咳嗽，有少许痰，咳嗽时间不是特别长，伴有鼻塞流涕、咽痒、汗出，虽说咳嗽7日，但表证仍然在，故辨为在表的太阳病。口干，舌尖红，说明有里热，故辨为阳明病。表证未解，里有热，夹痰饮上逆肺而为咳，故用桂枝二越婢一汤解表、清郁热，加杏仁、厚朴、半夏宣肺止咳。

桂枝二越婢一汤是大家比较容易忽略的一首方子，在门诊孩子用得特别多，很好用。表没有解，又有那么一点热，我就会用这首方，退热、止咳效果都很好。如果咳嗽明显，水滑舌，则加干姜、细辛、五味子、半夏，效果很好。

二诊，表证已解，里热已清，但水饮症状明显，改为半夏厚朴汤加细辛、干姜、五味子，目的是加强水饮的温化。对于咳嗽，特别是长期咳嗽的患者，要注意水饮的情况，现代人这类情况特别多见。《伤寒论》的这几个药，用上去有意想不到的效果，水饮去了，肺的宣降功能恢复正常，自然就不会咳嗽了。比较可惜的是，现在很多医生在治疗咳嗽的时候，都是从宣肺这个思路去治疗，不敢用细辛、半夏等辛温药，而是用清热止咳、辛凉平剂桑菊饮等，结果是咳嗽反反复复不好，再用抗生素、输液，还是没有办法利饮，而且还人为加重了水饮，形成了伏邪，致咳嗽迁延不愈。

三诊，患者里虚，不能够耐受天气变化，故而加附子，温阳化饮，与上方共同增强温化水饮的作用，效果尚可。

桂枝二越婢一汤出自《伤寒论》第27条："太阳病，发热恶寒，热多寒少，脉微弱者，此无阳也，不可发汗，宜桂枝二越婢一汤。"

此方为临床用来治疗外感发热的一首退热神方，证属太阳阳明合病，但临床用得不多，实在可惜。我对此方的理解：桂枝二越婢一汤证属太阳阳明合病，患者有表证，可以是初感外邪，亦可以是用药后的变证。总之，患者体质已处于阳气不足、津液亏虚的变证。但表邪仍不解，郁而为热，热多寒少，因而不可发汗，只宜宣通并清郁热，用桂枝二越婢一汤达到这样的目的。

案例 11

三小汤，一个神奇的小合方

患者，女，因"反复咳嗽 3 年，加重 3 天"于 2021 年 8 月 18 日来诊。

患者 3 年前出现咳嗽咳痰，在当地治疗后查肺部 CT 提示肺部感染、支气管扩张，予抗生素、化痰等对症治疗，后症状好转，但是咳嗽咳痰一直没有完全缓解，反复以中、西药治疗，未能完全治愈。3 天前感冒后，自觉咳嗽咳痰加重，经朋友介绍而来诊。刻诊：咳嗽咳痰，痰量多而黄，口干口苦，咳则两胁部疼痛，纳差，鼻塞流涕，打喷嚏（服用感冒药后症状已经有所好转），胃下胀痛。舌尖红，舌胖大；左脉弦滑、弦细、沉细，右脉弦细、沉细。

六经辨证：太阳太阴少阳阳明合病，夹痰夹饮。

拟方：三小汤（小青龙汤、小柴胡汤、小陷胸汤）加减。

方药：麻黄 10g，桂枝 10g，杏仁 10g，白芍 10g，干姜 10g，细辛 6g，生半夏 15g，生姜 15g，五味子 10g，柴胡 12g，

黄芩 10g，全瓜蒌 20g，黄连 10g。7 剂，日 1 剂，水煎服。

* * *

二诊 在微信上问诊，诉咳嗽咳痰已减轻，时有脓痰，无口干口苦，咳嗽时胁部已不痛。去柴胡、黄芩，加千金苇茎汤（桃仁10g、冬瓜仁20g、芦根20g、薏苡仁30g），7 剂，日 1 剂，水煎服。

* * *

三诊 患者来院，诉在当地查肺部 CT 还是有支气管扩张并感染，建议其住院用抗生素治疗。我观其症状已好转，咳嗽咳痰，脓痰还有，但已经没有鼻塞流涕了，舌已不红，苔白，脉沉细，建议其继续中医治疗。

拟方：苓甘五味姜辛汤合半夏厚朴汤。

方药：茯苓 30g，炙甘草 10g，五味子 10g，干姜 10g，细辛 6g，姜半夏 20g，厚朴 15g，苏子 10g，生姜 10g。7 剂，日 1 剂，水煎服。

* * *

四诊 诉已基本不咳，各方面症状好转，用陈夏六君子汤善后。

【按语】本患者不难辨证，已经反复咳嗽 3 年，反复运用抗生素及清热解毒药物，表证仍未解，同时口干口苦、纳差、脉弦细，为少阳病；舌胖大，脉沉细，提示内有水饮。六经辨证为太阳太阴少阳阳明合病，水饮化热。同时心下满（胃下胀满），可见是痰热内结于心下。

小青龙汤是我治疗咳嗽的常用方，治疗外邪里饮的咳嗽，效果非常好。临床合病多见，我把自己运用小青龙汤加减的经验总结如下。

1.患者外邪里饮，有汗怎么办？可以有两种方式，一是去麻黄加杏仁，二是加石膏。口干欲饮，烦躁，舌红，小青龙汤加石膏。

2.舌尖红，苔黄腻，痰黄，合小陷胸汤。

3.外邪里饮，合半表半里阳证，口干口苦，纳差，胸胁苦满，合小柴胡汤；若出现舌尖红，苔黄腻，痰黄，再合小陷胸汤，就形成了"三小汤"。

4.外邪里饮，咳嗽咳痰，痰浓稠腥臭，合千金苇茎汤。

5.外邪里饮，有胸水，咳引胸痛，合葶苈大枣泻肺汤。

6.治疗肺痈咳嗽，多腥臭黏痰的，常用桔梗甘草汤、葶苈大枣汤、千金苇茎汤合方。同理，化脓性鼻窦炎也可用此方。尺脉沉细无力，手脚冷，大便不成形，我常加四逆汤。我曾治疗1例支气管扩张、肺结核胸水患者，取得了不错的效果。

7.外邪里饮，里虚寒明显，尺脉沉细微无力，小青龙汤加附子。

8.外邪里饮，反复咳嗽，中焦虚弱，合四君子汤。小青龙汤加附子、四君子汤一起用，就形成了李可老先生的虚化小青龙汤，这也是我师父阮永队教授治疗肺系疾病的常用方。

9.外邪里饮，咳嗽上气，不能平卧，喉间哮鸣，小青龙汤加射干、厚朴，取厚朴麻黄汤之意。

10.运用麻黄、半夏时，要用生麻黄、生半夏才能取得比较好的效果，我以前不敢用，效果打点折扣。运用生麻黄的时候，有些患者会出现心悸心慌，常加等量蝉蜕，用生半夏时则是加等量的生姜一起用。

11.痰多，苔白腻，咳逆气上，加三子养亲汤（苏子、白芥子、莱菔子）。

12.咳嗽，外邪里饮，咽痒，痰气交阻，可以合半夏厚朴汤。

13.咳嗽日久的，注意瘀血的存在，可合桂枝茯苓丸；便干，烦躁，如狂，合桃核承气汤。

临床上咳嗽的辨证还是很复杂的，涉及原因非常多，单纯一首方并不能解决所有的问题，还需借鉴《金匮要略》中的很多咳嗽上气方，但在当下，运用好小青龙汤已能够解决大部分的咳嗽问题了，这也是我们基层医生拨云见日、打开治疗局面的一首治咳"神方"，关键在于辨证的准确。

—————— 案例 12 ——————

经方治咳：宣肺化痰皆无效，和解少阳建奇功

患儿，女，6 岁，因"咳嗽 2 个月"来诊。

患儿因为感冒发热，门诊予退热、抗生素等治疗，热退后出现咳嗽咳痰、鼻塞流涕，继续予西药治疗，症状改善不明显，就诊于中医，用过荆防败毒散、桑菊饮、桑杏汤等，效果均不明显，经人介绍而来就诊。现症：咳嗽，少许痰，纳食少，口干。舌淡，苔白，水滑舌，脉弦细。

六经辨证：少阳太阴合病。

拟方：小柴胡汤合苓甘五味加姜辛半夏杏仁汤。

方药：柴胡 10g，黄芩 10g，党参 10g，姜半夏 10g，生姜 6g，大枣 6g，甘草 6g，茯苓 15g，五味子 10g，干姜 6g，细辛 6g，杏仁 6g。4 剂，日 1 剂，水煎服。

患儿服药后，咳嗽已。

【按语】患儿纳食少、口干、脉弦细，考虑为少阳病；咳嗽、少许痰、舌淡、苔白、水滑舌，考虑为太阴病，水饮内停。患儿本感冒发热，予退热、抗生素治疗，抗生素有寒凉之性，加上患儿脏腑娇嫩，用了抗生素虽热退，但伤及阳气、中焦，中焦失其健运，水饮内停，外邪激动里饮，故咳嗽咳痰，纳差、舌淡、苔白、水滑舌，脉弦细；阳气虚，津液不能上承，故口干。《伤寒论》第97条："血弱气尽，腠理开，邪气因入，与正气相搏，结于胁下，正邪分争，往来寒热，休作有时，嘿嘿不欲饮食。"故取小柴胡汤扶正驱邪外出，苓甘五味加姜辛夏杏仁汤温化水饮、健运中焦、止咳。

小柴胡汤出自《伤寒论》第96条："伤寒五六日，中风，往来寒热，胸胁苦满，嘿嘿不欲饮食，心烦喜呕，或胸中烦而不呕，或渴，或腹中痛，或胁下痞硬，或心下悸、小便不利，或不渴、身有微热，或咳者，小柴胡汤主之。"我的临床运用经验：纳差、呕吐、口苦、口干、胸胁苦满、心烦、舌两边红、脉弦等少阳证；长期卧床、月经期间、化疗后、肿瘤晚期等偏于正气虚患者。

苓甘五味加姜辛半夏杏仁汤出自《金匮要略·痰饮咳嗽病脉证并治第十二》："水去呕止，其人形肿者，加杏仁主之。其证应内麻黄，以其人逐痹，故不内之。若逆而内之者，必厥。所以然者，以其人血虚，麻黄发其阳故也。"苓甘五味加姜辛半夏杏仁汤，我在临床多用于久咳寒饮明显而表证不明显者。

---------- 案例 13 ----------

射干麻黄汤治疗咳嗽气喘

患儿，男，1 岁零 11 个月，因"咳嗽、咳痰、气喘 3 天"于 2021 年 11 月 26 日来诊。

家属代诉患儿 3 天前出现咳嗽、咳痰、气喘，服用抗生素、抗病毒药物症状改善不明显，仍鼻塞流涕、咳嗽咳痰，听诊可闻及大量湿啰音及哮鸣音，气喘。舌淡，苔白，脉沉细。

六经辨证：太阳太阴合病。

拟方：射干麻黄汤加苏子、莱菔子、茯苓。

方药：射干 6g，炙麻黄 10g，细辛 3g，五味子 10g，干姜 6g，大枣 6g，姜半夏 6g，紫菀 8g，款冬花 8g，苏子 6g，莱菔子 6g，茯苓 10g。3 剂，日 1 剂，水煎服。

* * *

二诊（11 月 30 日） 我因公出差，利城老师接诊，患儿家属代诉患儿咳嗽、气喘明显减轻，利城老师守上方开 3 剂，日 1 剂，水煎服。

* * *

三诊（12月4日） 家属代诉患儿无气喘，早晨偶尔咳，有少许痰，无鼻塞，纳可，二便调。舌淡，苔白，脉沉细。

六经辨证：太阴病。

拟方：六君子汤合苓甘五味姜辛汤加减。

方药：党参6g，茯苓10g，白术6g，甘草4g，陈皮4g，半夏8g，干姜6g，细辛3g，五味子6g，紫菀8g，款冬花8g。3剂，日1剂，水煎服。

【按语】咳嗽、气喘、鼻塞、流涕，属于太阳病；咳痰，听诊可闻及大量湿啰音及哮鸣音，舌淡，苔白，脉沉细，考虑里有水饮。

患儿素体肺脏功能不足，痰饮内伏于里，因外邪侵袭肺脏激动伏饮，肺失清肃，肺气上逆，痰饮随气上逆，阻塞气道，故咳嗽、咳痰、气喘、呼吸有哮鸣音、鼻塞、流涕。患儿用抗生素、抗病毒药物症状非但不好转，反而伤及中焦脾胃，伤及阳气。

一诊：射干麻黄汤解表散寒，温化水饮，降逆平喘。

射干、炙麻黄降逆平喘，温肺化饮，紫菀、款冬花、姜半夏降逆化痰止咳，细辛、干姜温化水饮，五味子敛肺止咳，苏子、莱菔子行气化痰平喘，茯苓利水健脾（病痰饮者，当以温药和之，解表同时要利饮）。

为何用炙麻黄而不用生麻黄？因为生麻黄发汗解表力强，患儿体质现处于虚弱状态，而炙麻黄作用缓和，长于降逆平喘。

二诊：守上方，症状明显好转。

三诊：收尾阶段，用六君子汤健运中焦、益气健脾，杜绝生痰之源；苓甘五味姜辛汤温肺化饮，止咳化痰。

为何不用小青龙汤而选择射干麻黄汤？

射干麻黄汤方：射干三两，麻黄四两，生姜四两，细辛四两，紫菀三两，款冬花三两，五味子半升，大枣七枚，半夏（洗）半升。

小青龙汤方：麻黄（去节），芍药、细辛、干姜、甘草（炙）、桂枝（去皮）各三两，五味子半升，半夏（洗）半升。

《伤寒论》第41条："伤寒，心下有水气，咳而微喘，发热不渴（服汤已，渴者，此寒去欲解也），小青龙汤主之。"

《金匮要略·痰饮咳嗽病脉证并治第十二》："咳逆倚息，不得卧，小青龙汤主之。"

《金匮要略·肺痿肺痈咳嗽上气病脉证治第七》："咳而上气，喉中水鸡声，射干麻黄汤主之。"

据上面的方剂组成及引文可知：

1. 从六经归属层面来看，小青龙汤证属太阳太阴合病，射干麻黄汤证属太阳阳明太阴合病，这两个方都可以治疗外邪里饮。

2. 从方剂组成方面来看，小青龙汤解表力较强（桂枝、麻黄，而射干麻黄汤的解表药物只有麻黄），射干麻黄汤降逆止咳力较强（紫菀、款冬花）。

3. 在临床上如何区别运用：当外邪里饮，咳嗽上气，听诊肺部啰音及喉间哮鸣音明显时，可直接选用射干麻黄汤。

所以一诊的时候我就直接优先选择了该方。那用小青龙汤是否可以呢？是可以的，通过加减药物就可以了，这就是为什么有的医者能用小青龙汤或小柴胡汤一首方打遍天下。

苓甘五味姜辛汤是我在门诊中治疗咳嗽常用的一首方，该方温化水饮效果比较好（适用于痰清稀易咳，舌胖大、边有齿痕，水滑舌，脉沉弦、弦滑者）。

治疗咳嗽的方有许多：桂枝加厚朴杏仁汤、麻杏石甘汤、半夏厚朴汤、小柴胡汤、苓桂术甘汤、麻杏苡甘汤、三小汤、三子养亲汤、排脓散、桂枝二越婢一汤、越婢加半夏汤、厚朴麻黄汤、升降散、桂枝茯苓丸、千金苇茎汤、虚化小青龙汤、小青龙加石膏汤、苓甘五味姜辛汤、葶苈大枣泻肺汤、桂枝加附子汤等。优先选择某方，首先要懂得该方的六经归属及方证背后的病机，还有药物之间配伍的含义。

—————— 案例 14 ——————

从少阴证论治咽干咳嗽

患者，女，59 岁，因"咽干、干咳 4 天"于 2021 年 12 月 25 日来诊。

患者诉 4 天前出现咽干、咽痒、干咳无痰、口干口苦，纳可，大便干，怕冷，四逆，汗出，晨起鼻塞，无打喷嚏。舌红，苔白腻，脉沉细。

六经辨证： 少阴少阳阳明合病夹饮。

拟方： 桂枝汤加附子汤合小柴胡汤加石膏、桔梗、细辛、五味子、干姜。

方药： 桂枝 10g，白芍 10g，大枣 10g，炙甘草 10g，炒附片 10g（先煎半小时），北柴胡 15g，黄芩 10g，姜半夏 10g，党参 15g，桔梗 10g，石膏 45g，干姜 10g，细辛 6g，五味子 10g。3 剂，日 1 剂，水煎服。

* * *

二诊（12 月 28 日） 患者咳嗽，干咳，少许痰，痰黄，口不干，口苦已，无涕，四逆明显好转。舌红，苔薄黄，脉沉细。

六经辨证：阳明太阴合病。

拟方：麦门冬汤加薏苡仁。

方药：麦冬45g，姜半夏30g，党参20g，大枣15g，薏苡仁30g，炙甘草10g。3剂，日1剂，水煎服。

服药后已经不咳，无咽痒。

【按语】患者干咳、怕冷、四逆、汗出、晨起鼻塞、脉沉细，考虑为外邪侵犯肌表；但患者自身正气不足，四逆，脉沉细，所以为表证的阴证，即少阴病。患者咽干咽痒、口干口苦，考虑部分外邪由表入半表半里，有少阳证，且郁而化热，灼伤津液，故咽干咽痒。患者大便干，舌红，考虑有半表半里（少阳）的邪气入里化热的趋向，即有阳明证的表现。患者苔白腻，表明有水饮停驻。所以该患者为少阴少阳阳明合病夹饮。用桂枝汤加附子、细辛，既可扶正解表（解少阴），又可温阳化饮（化水饮）；加五味子可起收敛作用，可敛肺，止咳平喘，又可敛阳气，避免桂枝、附子、细辛等辛温药发散太过。用小柴胡汤可和解少阳，其中将生姜换为干姜，增强了温阳、祛水之力，将人参换为党参，可健脾益肺、补肺气，增强平喘的效果；加石膏可清阳明郁热，又可生津，避免辛温药太过而伤津；加桔梗可利咽。

《金匮要略·肺痿肺痈咳嗽上气病脉证治第七》："火逆上气，咽喉不利，止逆下气者，麦门冬汤主之。"

本方为治疗肺胃阴伤气逆之肺痿或胃阴不足之呕逆证的常用方剂。辨证要点：咳逆上气，咽干口燥，咳唾涎沫，气短而喘促或呕吐，舌红，少苔，脉虚数。

第二章
脑系病证

案例 1

头晕 8 天，经方两诊而愈

患者，男，62 岁，因"头晕 8 天"于 2021 年 10 月 30 日来诊。

患者自诉 8 天前无明显诱因出现头晕，呈持续性，与体位改变无明显关系，伴有心悸、胸闷，夜间偶有端坐呼吸，无视物旋转，无黑矇，无饮水呛咳，无肢体乏力，无恶心呕吐，无恶寒发热，无鼻塞流涕，无口干口苦，纳食少，睡眠差，二便调。舌暗、胖大，苔白腻，脉沉细弱。

六经辨证：太阴病夹瘀。

拟方：真武汤、苓桂术甘汤合泽泻饮加减。

方药：熟附子 12g（先煎 1 小时），生姜 20g，茯苓 30g，生白术 20g，桂枝 15g，泽泻 15g，红参 15g，山茱萸 30g，生龙骨 45g，生牡蛎 45g，生磁石 30g，车前子 20g（包煎），葶苈子 15g（包煎），肉桂 6g，三七粉 10g。5 剂，日 1 剂，水煎服。

* * *

二诊 患者服药后症状明显好转，继服上方 5 剂，去车前子。至 11 月 10 日已无明显头晕、心悸，无胸闷、夜间阵发性呼吸困难，纳、寐可，二便调。

【按语】此案六经辨证为太阴里虚寒，水饮内停，水饮上逆清窍。阴浊占据阳位而头晕寐差，水饮凌心而胸闷心悸，夜间端坐呼吸是水饮阻于胸膈的表现，舌、脉亦符合太阴病里虚寒。舌暗，为水瘀互结之象。病痰饮者，当予温药和之，治以温化水饮，扶阳化湿，活血化瘀，方予真武汤、苓桂术甘汤加泽泻饮加减。方中加生龙牡、生磁石以重镇安神，加肉桂引火下潜，加车前子、葶苈子增强利水平喘之力，加红参补中益气，加三七粉活血祛瘀。

《伤寒论》第 82 条："太阳病发汗，汗出不解，其人仍发热，心下悸，头眩，身瞤动，振振欲擗地者，真武汤主之。"

《伤寒论》第 316 条："少阴病，二三日不已，至四五日，腹痛，小便不利，四肢沉重疼痛，自下利者，此为有水气，其人或咳，或小便利，或下利，或呕者，真武汤主之。"

在六经体系里，真武汤用于少阴太阴合病，用生姜散寒解表，即使没有少阴证，没有表证，亦可使用。临床运用中真武汤要抓住以下要点：阳虚水泛为病机，症状多见头晕、头痛、心悸、水肿、小便不利、小便清长、大便稀烂不成形，舌胖大、边有齿痕，脉沉细微弱。

我在临床中运用苓桂术甘汤加泽泻饮的经验：抓住头晕、头眩，起则头晕加重，心下支饮，舌胖大，脉沉细或无力等症。

案例 2

大柴胡汤合小陷胸汤治疗脑梗死

患者，女，76岁，因"脑梗死"来诊。

患者于 2017 年 12 月突发左侧肢体乏力，在当地医院诊断为脑梗死，治疗 14 天后症状未见好转，因经济困难而出院，后经人介绍而来就诊。左侧肢体偏瘫，恶心欲吐，大便 5 天未解，肌力 2 级，血压 182/90mmHg，神志不清，急躁易怒。舌红，苔黄，脉弦滑有力。

六经辨证：少阳阳明合病夹痰热内扰。

拟方：大柴胡汤合黄连解毒汤、小陷胸汤加减。

方药：柴胡 18g，黄芩 25g，半夏 15g，大黄 12g（后下），枳实 20g，芒硝 10g（冲），黄连 10g，全瓜蒌 20g，栀子 12g，白芍 30g，甘草 6g。5 剂，日 1 剂，水煎服。

* * *

二诊 患者每日大便 4 次，不成形，但不是水样便。血压 160/85mmHg。恶心减轻，脾气烦躁，失眠，难入睡。肌力无改变。上方加生龙骨、生牡蛎各 30g，5 剂，日 1 剂，水煎服。

* * *

三诊 患者入睡难改善，大便烂，情绪好转，去芒硝、大黄，予柴胡加龙骨牡蛎汤、温胆汤、化痰通络汤治疗 1 月余而肌力渐渐恢复。

【按语】首诊，患者大便 5 日未解，腑气不通，浊阴不降，清阳不升，故神志不清；患者情绪易怒，恶心欲吐，脉弦，考虑病入少阳；舌红，苔黄，为阳明热象；脉滑有力，考虑痰热。整体六经辨证为少阳阳明合病夹痰热内扰。方拟大柴胡汤合黄连解毒汤、小陷胸汤加减，治以和解少阳，清腑泻热，宽胸化痰。方中芒硝增强泻下通便之力；白芍敛阴缓急；甘草调和诸药，甘温补益。

二诊，患者已行大便，症状较前好转，但仍烦躁失眠，加生龙骨、生牡蛎重镇潜阳，宁心安神。

三诊，患者主要症状已好转，后续以和解清热、温阳化饮收尾。

从六经角度来讲，大柴胡汤证属少阳阳明合病。《伤寒论》第 165 条："伤寒发热，汗出不解，心中痞硬，呕吐而下利者，大柴胡汤主之。"本方方证临床常见症状有呕不止、心下急、微烦、热结在里、汗出、心下痞硬、呕吐、下利，舌红，苔黄，脉弦数等，多见于实热证。

—————— 案例 3 ——————

颠顶痛 1 年，经方温里降逆 3 剂愈

患者，女，35 岁，因"头顶部疼痛 1 年，加重 1 个月"来诊。

患者 1 年前出现头顶部疼痛，无呕吐，无恶寒发热，压力大时头痛明显，在当地治疗后症状好转，1 个月前加重。现症：头痛，以头顶部疼痛为主，胀痛，自己手敲头部疼痛好转。头晕沉感，头痛欲吐，颈后部疼痛，胸闷，口干，四肢冷，痛经，月经量少，纳差，大便偏烂、不成形，睡眠差，无口苦，无鼻塞流涕，无咳嗽。舌淡嫩，水滑舌，舌根部点刺，苔中厚、白腻，脉沉细。

六经辨证：太阴病。

拟方：吴茱萸汤加减。

方药：吴茱萸 12g，党参 15g，大枣 10g，细辛 6g，桂枝 15g，姜半夏 12g，厚朴 10g，藿香 10g，砂仁 6g，葛根 30g。3 剂，日 1 剂，水煎服。

患者服药后已无明显头痛。

【按语】患者头痛，以头顶部疼痛为主，胀痛，自己手敲头部疼痛好转，头痛欲吐，颈后部疼痛，胸闷，口干，四肢冷，痛经，月经量少，纳差，大便偏烂、不成形，睡眠差，无口苦，无鼻塞流涕，无咳嗽，舌淡嫩，水滑舌，舌根部点刺，苔中厚、白腻，辨为太阴病，里虚寒证。《伤寒论》第378条："干呕，吐涎沫，头痛者，吴茱萸汤主之。"吴茱萸汤的病机为寒饮上冲，而患者有头痛、头晕沉、胸闷、睡眠差的表现。另外，患者舌苔白腻，考虑有中焦不化，加厚朴、藿香、桂枝健运中焦，化痰湿。考虑患者颈后部不适，口干，加葛根舒太阳之经气，清热生津。

我临床运用吴茱萸汤的经验：以恶心呕吐、头顶部痛、头晕、纳差、四肢冷、腹部隐痛、大便溏、睡眠差、水滑舌为主症。本案患者的头痛经分析判断为寒饮上冲所致，但临床上治疗水饮上冲的方有很多，比如苓桂术甘汤，为何唯独选用吴茱萸汤呢？

《伤寒论》第67条："伤寒若吐若下后，心下逆满，气上冲胸，起则头眩，脉沉紧，发汗则动经，身为振振摇者，茯苓桂枝白术甘草汤主之。"

《金匮要略·痰饮咳嗽病脉证并治第十二》："心下有痰饮，胸胁支满，目眩，苓桂术甘汤主之。"

苓桂术甘汤主要治疗水饮上冲导致的"心下逆满，气上冲胸，起则头眩，脉沉紧"。

苓桂术甘汤和吴茱萸汤的病位都涉及中焦，但苓桂术甘汤的水饮内停之证较轻，而吴茱萸汤适用于水饮冲逆较重且更偏寒者，患者有严重的头晕沉感，且往往有恶心、呕吐、头痛等寒饮重症。故此案运用吴茱萸汤治疗。

—————— 案例 4 ——————

头晕 3 年难治愈，经方合用疗效佳

患者，女，36 岁，因"头晕 3 年"来诊。

患者 3 年前出现头晕，无天旋地转、恶心呕吐，无头痛，在贵阳输液及中药治疗，症状好转，但每因感冒反复发作，4 天前头晕又作。刻诊：头晕，口干口苦，心烦，脾气急躁易怒，胸闷不喘，咽喉有异物感，有痰易咳，口干欲饮冷开水，不欲饮食，无恶寒发热，无恶心欲吐，无腹痛腹泻，无四肢冰冷，大便偏干，小便正常，睡眠尚可。舌红，苔黄、厚腻，脉沉细。

六经辨证：少阳阳明太阴合病。

拟方：小柴胡汤加石膏、半夏厚朴汤合苓桂术甘汤加减。

方药：柴胡 20g，黄芩 15g，半夏 15g，党参 10g，生姜 12g，厚朴 12g，茯苓 20g，苏叶 10g，桂枝 15g，石膏 20g，苍术 30g，天麻 25g。4 剂，日 1 剂，水煎服。

服药后症状明显好转，继续按照上方调理，再服 4 剂而愈。

【按语】患者头晕，口干口苦，为邪犯少阳，在半表半里；口干欲饮，心烦，大便偏干，舌红，苔黄，为热入阳明；头晕，胸闷，咽喉有异物感，有痰易咳，痰湿蒙蔽上、中焦，气机舒展不利，为太阴病，故六经辨为少阳阳明太阴合病。

《伤寒论》第96条："伤寒五六日，中风，往来寒热，胸胁苦满，嘿嘿不欲饮食，心烦喜呕，或胸中烦而不呕，或渴，或腹中痛，或胁下痞硬，或心下悸、小便不利，或不渴、身有微热，或咳者，小柴胡汤主之。"

《金匮要略·痰饮咳嗽病脉证并治第十二》："心下有痰饮，胸胁支满，目眩，苓桂术甘汤主之。"

《金匮要略·妇人杂病脉证并治第二十二》："妇人咽中如有炙脔，半夏厚朴汤主之。"

我临床运用小柴胡汤加石膏的经验：口干，饮很多水不解渴，口苦，烦躁，胁肋疼痛，舌红，苔薄黄，脉弦为主症；运用苓桂术甘汤的经验：动则头晕，动则心悸，气上冲胸，胸满，心悸，短气，面色黧黑或有水斑，苔水滑（欲满）；运用半夏厚朴汤的临床经验：外邪内饮，胸满、胸痛，恶寒，咽喉有异物感，咳嗽，脉弦滑，苔润白腻为主症。故此案选择小柴胡汤加石膏、半夏厚朴汤合苓桂术甘汤加减来治疗。

———— 案例5 ————

经方温阳利水法治愈反复头晕2年

患者，女，60岁，因"反复头晕2年，加重3天"来诊。

患者2年前出现头晕，恶心呕吐，头重脚轻，无天旋地转，无肢体乏力，在当地治疗输液后，症状有所好转，但时不时头晕发作，极为难受，3天前头晕又作，遂来诊。现症：头晕，晕沉感，恶心，乏力，口干口苦，怕冷恶风，纳差，胃痛，小便清稀，大便溏。舌淡红、胖大，脉沉细弦。

六经辨证： 太阴少阳合病。

拟方： 四逆汤、理中丸、苓桂术甘汤合四逆散加减。

方药： 熟附子30g（先煎1小时），干姜20g，炙甘草45g，茯苓45g，白术20g，桂枝20g，柴胡15g，白芍30g，枳壳15g，砂仁20g，百合30g，乌药30g，姜半夏20g，红参15g。5剂，日1剂，加水2000毫升煎至300毫升，分3次服用。

* * *

二诊 头晕明显好转，口干口苦、乏力减轻，胃痛好转，舌胖大，苔白腻，脉沉细。守上方去百合、乌药，加泽泻 30g、天麻 30g，5 剂，日 1 剂，水煎服。

＊　＊　＊

三诊　患者各方面症状均明显好转，无头晕，无恶心呕吐，无乏力，服用理中丸、六君子丸善后。

【按语】一诊时，患者头晕，晕沉感，乏力，怕冷恶风，胃痛，舌淡红、胖大，考虑为太阴病；恶心，口干口苦，脉沉细弦，考虑为少阳病。病入半表半里，里虚水饮内停，痰湿上蒙，阴邪窃机阳位，清阳不升，浊阴不降。

《伤寒论》第 277 条："自利不渴者，属太阴，以其脏有寒故也，当温之，宜服四逆辈。"

《伤寒论》第 92 条："病发热头痛，脉反沉，若不差，身体疼痛，当救其里，四逆汤方。"

《伤寒论》第 318 条："少阴病，四逆，其人或咳，或悸，或小便不利，或腹中痛，或泄利下重者，四逆散主之。"

《伤寒论》第 67 条："伤寒若吐若下后，心下逆满，气上冲胸，起则头眩，脉沉紧，发汗则动经，身为振振摇者，茯苓桂枝白术甘草汤主之。"

《金匮要略·痰饮咳嗽病脉证并治第十二》："心下有痰饮，胸胁支满，目眩，苓桂术甘汤主之。"

《伤寒论》第 386 条："霍乱，头痛，发热，身疼痛，热多欲饮水者，五苓散主之；寒多不用水者，理中丸主之。"

我临床运用四逆汤的经验：四逆汤由附子、干姜、炙甘草组成，具有温中祛寒、回阳救逆的功效。现在很多运用四逆汤的患者具有太阴里虚寒、阳气虚、阳气不足的特点，往往表现为脉沉细、细弱、细微、重微，同时又有手脚冷、双下肢冷，夜尿频，大便不成形，舌胖大，水滑舌。

我临床运用四逆散的经验：四逆散的组成为柴胡、芍药、枳实、甘草四味。柴胡、枳实、芍药均属行气解热药，但柴胡主胸胁苦满，枳实主心下坚满，芍药主腹挛痛。另以甘草和诸药而缓急迫，故此治热壅气郁、胸胁苦满、心下痞塞、腹挛痛而急迫者。

我临床运用理中丸的经验：所谓理中者，理中焦也。没有加附子的时候，它主要针对中焦的虚寒，通过温运中焦、补土来调理太阴。方中有人参、干姜、白术、炙甘草，患者有中焦虚寒，但是还没有到达虚寒甚状态的时候，只用理中丸就行了，但很多患者用理中丸不行，这时可以加附子，形成附子理中丸，这里有补火生土的含义，用火来生土。

我临床运用苓桂术甘汤的经验：动则头晕，动则心悸，气上冲胸，胸满，心悸，短气，面色黧黑或有水斑，水滑舌为主症。

患者本案输液后症状好转，但输液损伤阳气，需以扶阳为主，故一诊予以四逆汤、理中丸、苓桂术甘汤合四逆散加减调理。

二诊时，患者症状明显改善，去百合、乌药，加泽泻，泽泻、白术相伍，有形成泽泻饮之意。《金匮要略·痰饮咳嗽病脉证并治第十二》："心下有支饮，其人苦冒眩，泽泻汤主之。"

加天麻、泽泻，祛风胜湿，以止头眩。

三诊时，患者已无明显症状，予以理中丸、六君子丸巩固疗效。

通过此案例可以看出，头晕不单单只是运用教科书上的天麻钩藤饮来治疗，很多时候头晕不是由肝风引起的，更多的是阳虚导致水饮内停，水饮上冲的表现。很多时候头晕要从少阴、太阴论治，运用真武汤、泽泻饮、苓桂术甘汤往往有意想不到的效果。

案例 6

经方药证对应解决疑难头痛

患者，男，70 岁，因"颈后部头痛 1 年余"于 2017 年 4 月 25 日来诊。

患者诉颈后部头痛 1 年余。1 年前出现颈后部头痛，以针刺样疼痛为主，在当地做 MRI 检查未见异常，反复中西医治疗效果不明显。现症：头痛，颈后部头痛，左手麻木，背部（只是一小块地方）冷，鼻塞流涕，咳嗽，有少许痰，无呕吐，无头晕，无腹泻腹痛，无肢体冰冷，出汗多，饮食正常，二便调。舌淡，苔白，中后部苔腻，脉浮缓。

六经辨证：太阳病。

拟方：桂枝加葛根汤。

方药：桂枝 15g，白芍 15g，生姜 15g，大枣 10g，甘草 6g，葛根 30g。3 剂，日 1 剂，水煎服。

* * *

二诊（4 月 28 日） 患者诉头痛明显好转，仍有颈项部不适，口干口苦明显，背部怕冷（在当地用过 60 余剂中药依然不效），无鼻塞流涕，无咳嗽，无汗。舌淡红，苔薄黄，中后部苔腻，脉弦细。

六经辨证：太阳少阳太阴合病。

拟方：小柴胡汤、葛根汤合苓桂术甘汤加减。

方药：葛根 90g，麻黄 6g，桂枝 10g，白芍 20g，甘草 6g，干姜 10g，生姜 10g，茯苓 30g，苍术 20g，柴胡 20g，黄芩 15g。4 剂，日 1 剂，水煎服。

* * *

三诊（5 月 2 日） 患者基本感觉不到头痛，口干口苦减轻，感觉疲惫，欲寐。背部怕冷成为其主要症状，要求重点给予解决。无咳嗽，无腹泻，无手足逆冷。守上方减葛根至 60g，去柴胡、黄芩，加用附子 10g（先煎 1 小时）。4 剂，日 1 剂，水煎服。

* * *

四诊 患者仅咳，已无颈后部头痛。

【按语】患者头痛，一诊时鼻塞流涕，咳嗽咳痰，背冷，虽反复头痛 1 年余，但作为慢性病、杂病，依然有表证。因此从六经上辨为太阳病。

《伤寒论》第 2 条："太阳病，发热，汗出，恶风，脉缓者，名为中风。"

《伤寒论》第 13 条："太阳病，头痛，发热，汗出，恶风，桂枝汤主之。"

从这两条条文来看，有表当先解表，汗出、脉浮缓为太阳中风证，选用桂枝汤。

《伤寒论》第31条："太阳病，项背强几几，无汗恶风，葛根汤主之。"

患者颈项部头痛，符合"项背强几几"的表现，予桂枝加葛根汤。

二诊时，患者表解，出现口干口苦的少阳症状,《伤寒论》中有言"少阳之证，口苦，咽干，目眩也"。从舌象来看，患者舌淡红，苔薄黄，考虑内有郁热，有阳明症状；加之背部怕冷，舌苔中后部腻，考虑合有太阴病。患者整体上显现出太阳少阳太阴合病，予葛根汤、小柴胡汤、苓桂术甘汤，解表发汗，和解少阳，温化痰饮。因患者依然有颈项部不适，加大葛根用量（90g），以清热生津，解经脉痉急。

《伤寒论》第99条："伤寒四五日，身热恶风，颈项强，胁下满、手足温而渴者，小柴胡汤主之。"

故选用小柴胡汤和解少阳，解决患者邪斗争于半表半里，郁而化热产生的虚热。

《金匮要略·痰饮咳嗽病脉证并治第十二》："夫心下有留饮，其人背寒冷如手大。"

患者背冷如手掌大，舌苔中后部腻，提示有水饮停滞，上蒙清窍，清阳不升。

《金匮要略·痰饮咳嗽病脉证并治第十二》："心下有痰饮，胸胁支满，目眩，苓桂术甘汤主之"。"夫短气，有微饮，当从小便去之，苓桂术甘汤主之，肾气丸亦主之"。

水饮上冲，故用苓桂术甘汤加干姜温化水饮。

三诊时，患者觉得疲倦、累、欲寐，有少阴病表现。《伤寒论》第281条："少阴之为病，脉微细，但欲寐也。"由此可以看出患者有很明显的少阴病证，此时患者的少阳、阳明等表现已经不明显，但仍有背部怕冷，里虚寒明显。

因少阳病证不明显，去柴胡、黄芩，加用附子，有与前方苍术、茯苓、白芍、生姜组成真武汤之意，取其温经助阳、祛寒除湿之功。

这个案例的治疗过程让我深感中医六经辨证的魅力，从太阳病到太阳少阳太阴合病，再慢慢显现少阴太阴合病，这是一个动态的过程。经治疗，患者1年的头痛基本痊愈，我体会到在复诊的过程中依然需要进行详细的六经辨证，查舌按脉，综合分析，这也体现了伤寒论整体性、全局性的辨证思维过程。

案例 7

蛛网膜下腔出血，反复发热，中医治疗入坦途

患者，女，68 岁，因"头痛、呕吐 3 天"于 2021 年 5 月 5 日来诊。

患者自诉 3 天前无明显诱因出现头痛，呈持续性剧痛，休息后症状不能缓解。恶心呕吐，呕吐 3 次，非喷射性，呕吐物为胃内容物，伴头晕。无视物旋转，无肢体乏力，无胸闷不适，无腹痛腹泻。病后至某医院就诊，行头颅 CT 检查示"蛛网膜下腔出血，双侧基底节区、放射冠区多发性脑梗死"。刻诊：头痛，呈持续性剧痛，休息后症状不能缓解，恶心欲吐，伴头晕，无视物旋转。

入院后完善头颅 DSA 示右侧颈内动脉 C7 段动脉瘤并破裂出血。

患者当日出现高热，38.6~39℃。头痛，精神差，四肢乏

力，颈项强，双下肢乏力，有痰，便秘。舌淡红，苔浊厚腻，脉沉细涩。

六经辨证：少阳太阴合病夹湿，湿热郁遏，邪郁膜原。

拟方：四逆汤、达原饮合三仁汤加减。

方药：柴胡20g，黄芩20g，厚朴30g，白芍35g，槟榔20g，草果15g，芦根30g，薏苡仁30g，滑石粉30g（包煎），杏仁10g，砂仁15g，附子20g（先煎1小时），干姜20g，石膏120g。1剂，水煎服。

同时马上给患者刺络放血，患者颈项硬，不方便在大椎放血，予十宣、耳尖放血。

* * *

5月6日，体温下降，38.6℃，还是头痛、发热、双下肢乏力，舌淡红，苔白腻、浊，脉沉细弱。调整处方，去附子、干姜，加茯苓30g、水牛角30g，石膏加至150g。5剂，日1剂，水煎服。

* * *

5月7日、8日，患者低热，9日高热，肺部CT提示肺部感染，用了抗生素。

5月12日，查房时嘱其停用抗生素，考虑其为中枢性发热，且为高热。患者便秘，腹胀难解，纳差，极其痛苦。舌淡胖，苔黄厚腻，脉弦细数。

拟方：三仁汤合升降散加减。

方药：杏仁15g，薏苡仁30g，白蔻仁15g，芦根30g，滑石粉30g（包煎），姜黄10g，蝉蜕10g，大黄15g（后下），僵蚕 15g，生半夏 15g，白茅根 30g，石膏 120g。1 剂，水煎服。

5 月 13 日，患者体温下降，精神症状好转，能够进食，有大便。

5 月 14 日，治疗渐入坦途，患者各方面症状都有改善，以竹叶石膏汤善后，患者体温恢复正常，头痛基本不作，无呕吐，精神好转。

【按语】《伤寒论》第 273 条："太阴之为病，腹满而吐，食不下，自利益甚，时腹自痛。"患者头晕头痛，四肢乏力，恶心呕吐，是很明显的太阴病的表现；苔浊厚腻，考虑中焦运化无力，有湿；脉沉细涩，一派虚象，可知患者的便秘并非由实热引起，而是湿郁体内化热所致的虚秘。且患者虽有高热，但中焦阳虚，是很明显的寒热错杂之象，故辨有少阳病证存在。此时的治疗方法不能泻下，而应该温阳扶正以抗邪。

一诊的时候，从舌、脉象来看，患者中焦虚弱明显，中阳不振。《伤寒分经》："太阴为寒藏，其宜温之证为最多，非一方可尽，故曰，宜服四逆辈。"故加四逆汤，温阳散寒，祛中焦之寒，扶其正来抗邪。患者苔浊厚腻、四肢无力、头痛头晕等原因都是体内有湿，加三仁汤取其宣降气机、清热利湿之功。

《重订通俗伤寒论》："膜者，横膈之膜；原者，空隙之处。外通肌腠，内近胃腑，即三焦之关键，为内外交界之地，实一身之半表半里也。"邪斗争于半表半里，加达原饮开达膜原，辟秽化浊。

5月12日用了升降散。患者蛛网膜下腔出血，便秘，腹胀难受，发热，舌淡胖，苔黄厚腻，脉弦细数，考虑机体升降失常，阳气不能宣通，邪伏郁体内而化热。此时应当尽快恢复患者机体的升降功能，升清降浊，散除三焦郁热，通利气血，力挽狂澜，后慢慢进入坦途。

住院患者发热，无论基础病危重还是较轻，无论是否有多重耐药及肺部感染、尿路感染，中医治疗都具有独特的优势。

患者病情每天都处于不断变化中，有时中药方剂只能一天一天开，一天一天观察病情变化，遇见病情反复、治疗棘手的时候，多从四诊入手，但是危重症患者多昏迷、气管切开，增加了四诊收集的难度，这时辨证只能通过脉象来判断阴阳、虚实、寒热。在治疗的时候，有些患者正气已经极其虚弱，这时不管邪实，但扶其正，任邪自去。有时虚实夹杂多，攻与扶的火候还是需要把握的。

疾病有时变化太快，很考验人，西医有它的优势，中医也有其独特的优势。建立中医的自信，太重要了，可惜我们丢失了太久，如有一个老师在身边，去见证这些急危重症的处理，那么自信会慢慢建立起来。

———— 案例 8 ————

里虚寒头痛还需温阳治

患者，女，因"头痛 14 天"于 2021 年 6 月 19 日就诊。

患者既往有垂体瘤病史，复查增强 MR 未见明显增大。现症：过度劳累后出现头痛，以两侧太阳穴为主，胀痛。口干，胃胀闷，失眠，难以入睡，怕冷，腹泻，纳可，焦虑，易紧张，无口苦，无恶心呕吐。舌胖大，水滑舌，苔白，脉沉细弱。

六经辨证：太阴病。

拟方：四逆汤、附子理中汤、茯苓饮合苓桂术甘汤加减。

方药：蒸附片 15g（先煎 1 小时），干姜 15g，炙甘草 15g，党参 20g，茯苓 30g，生白术 30g，生龙骨 30g，生牡蛎 30g，生磁石 30g，陈皮 30g，枳实 20g，厚朴 15g，川芎 30g，泽泻 30g，桂枝 20g。5 剂，日 1 剂，水煎服。

患者服用药后已无头痛，能够入睡，胃胀闷好转。

【按语】《伤寒论》第273条:"太阴之为病,腹满而吐,食不下,自利益甚,时腹自痛。"患者胃胀闷,腹泻,怕冷,是很明显的太阴病证。

《伤寒论》第225条:"脉浮而迟,表热里寒,下利清谷者,四逆汤主之。"

考虑此例患者为阳气亏虚,水饮内停于胃,而胃胀闷,中焦虚寒,不能温煦而腹泻,便不成形,水饮上犯清窍而头痛,整个病机的核心是阳虚为本,中焦不能健运,产生病理产物水饮而作,故用四逆汤。

附子理中汤出自《太平惠民和剂局方》,书中描述附子理中汤主治"脾胃冷弱,心腹绞痛,呕吐泄利,霍乱转筋,体冷微汗,手足厥寒,心下逆满,腹中雷鸣,呕哕不止,饮食不进,及一切沉寒痼冷",与患者症状不谋而合。

《金匮要略》中描述《外台》茯苓饮"治心胸中有停痰宿水,自吐出水后,心胸间虚,气满不能食。消痰气,令能食"。患者中焦不运,阳虚不温,故合用茯苓饮。

患者的头痛乃中焦虚寒,水饮上犯导致。《金匮要略·痰饮咳嗽病脉证并治第十二》:"心下有痰饮,胸胁支满,目眩,苓桂术甘汤主之。"故加苓桂术甘汤、生三石(生龙骨、生牡蛎、生磁石)重镇潜阳,守藏心神,潜降雷龙之火,引阳入阴,同时改善失眠,标本兼治,效果明显。

案例 9

反复头晕4年，温阳化饮、活血化瘀建功

患者，女，26岁，因"反复头晕4年，加重1周"于2021年5月29日来诊。

患者诉4年前出现头晕，反复发作，站不起来，无天旋地转，无恶心呕吐，在当地治疗后症状改善，但此后反复发作。现症：头晕，以晕沉感为主。怕冷，无口干口苦，无鼻塞流涕。有痛经及子宫肌瘤。唇暗。腹部软，肌力2级，左下腹轻压痛。舌淡暗，苔白，脉沉细无力。

六经辨证：太阴病夹瘀。

拟方：四逆汤、四君子汤、苓桂术甘汤合桂枝茯苓丸加减。

方药：蒸附片15g（先煎1小时），干姜15g，炙甘草15g，党参20g，茯苓45g，生白术30g，丹皮10g，桃仁10g，泽泻30g，桂枝20g。7剂，日1剂，水煎服。

* * *

二诊（6月5日） 头晕已，无恶心呕吐，当月痛经减轻，

月经量正常。舌淡暗，苔白，脉沉细无力。守上方调剂量，干姜调至20g，蒸附片调至20g，炙甘草调至30g，10剂，日1剂，水煎服。

随访患者头晕未再发，说有时间继续来调理痛经。

【按语】患者怕冷，脉沉细无力，以里虚为主。《伤寒论》第273条："太阴之为病，腹满而吐，食不下，自利益甚，时腹自痛。""腹满而吐，食不下"亦缘于里虚。虽然症状不同，但患者疾病的本质与此是相同的，所以判为太阴病。

患者反复头晕，以晕沉感为主，以前输液都未见好转。我在临床中遇见的阳虚水饮所致的头晕，输液基本都是无效的，病因不是燥、不是阴虚、不是热，输液只会越来越不好。阳虚水饮，清窍不能濡养，这属于太阴病里虚寒，病性是清楚明了的。《伤寒论》第225条："脉浮而迟，表热里寒，下利清谷者，四逆汤主之。"故用四逆汤温里散寒，温阳化气。中焦虚弱则运化无力。脾胃就像发动机，通过升清降浊的运化之力为人体提供能量；又如同轮子的中轴，如果不重视中轴，就算轮子再大，也不能很好地转动。故合四君子汤。《金匮要略·痰饮咳嗽病脉证并治第十二》："心下有痰饮，胸胁支满，目眩，苓桂术甘汤主之。"故合苓桂术甘汤治疗阳虚水饮，清窍不能濡养所致的头晕。

患者舌淡暗，左下腹轻压痛，从腹诊及舌上判断夹有瘀血，所以在四逆汤、四君子汤、苓桂术甘汤基础上加了桂枝茯苓丸。

　　头晕的因素很多，从临床来看，现代人由于生活方式改变，体质发生了很大的变化，以前肝阳上亢头晕还可以见到一些，现在这类疾病越来越少，现在我看眩晕、头晕患者，很多都属于阳虚、中焦虚寒，夹饮夹瘀，上热下寒，寒热夹杂等。大家可以从临床中得到启示，治疗眩晕、头晕的时候，首先要仔细辨证，辨六经、辨病位、辨病性，以此作为抓手进行治疗。另外，精神性头晕在门诊中也越来越多见，可能是患者头晕、眩晕发作次数多了，过度焦虑、担心，躯体化的症状越来越多。除了头晕，患者还会有失眠、心烦，以心血管系统、呼吸系统、神经系统症状为主症，这些症状都是功能性的，反复检查未见器质性病变，所以柴胡剂、栀子剂、百合地黄剂等应用的机会比较多，在临床中需注意。

案例 10

表证辨证眼目在临床中万万不可忽略

患者，女，40 岁，因"头晕 2 个月"于 2021 年 6 月 26 日来诊。

患者诉 2 个月前感冒后出现头晕，无恶心呕吐，无肢体偏瘫，在门诊反复输液治疗，症状未见好转。现症：头晕，头重，以左侧为主，伴有耳鸣，汗出恶风，口干但不苦，时有胸闷，胸胁胀闷，纳差，无四肢冰冷，无腹痛腹泻，二便正常，面色稍白。舌淡润，苔白，脉细。

六经辨证：太阳少阳合病夹饮。

拟方：柴胡桂枝汤合苓桂术甘汤。

方药：柴胡 12g，黄芩 10g，半夏 10g，党参 10g，生姜 10g，大枣 10g，甘草 6g，桂枝 10g，白芍 10g，茯苓 15g，白术 20g。4 剂，日 1 剂，水煎服。

患者服用 4 剂后汗出恶风好转，头晕减轻，饮食好转，自觉头重耳鸣，予苓桂术甘汤善后。

【按语】《伤寒论》第2条:"太阳病,发热,汗出,恶风,脉缓者,名为中风。"患者汗出恶风,符合太阳病的症状,病位在表。此外患者还存在胸胁胀闷的情况。在经方理论体系当中,病位在皮肤、关节部位属表,病位在胸胁部属半表半里,再往里则属里证,而患者又存在口干的热证,故辨为少阳病,病位在半表半里。患者舌淡润,苔白,表明存在水饮;脉细,则表明存在虚象。整体辨为太阳少阳合病夹饮,病性为虚。

《伤寒论》第146条:"伤寒六七日,发热,微恶寒,肢节烦疼,微呕,心下支结,外证未去者,柴胡桂枝汤主之。"柴胡桂枝汤是主治太阳少阳合病的方剂,主要针对太阳表证未除,又有少阳证的情况。《金匮要略·痰饮咳嗽病脉证并治第十二》:"心下有痰饮,胸胁支满,目眩,苓桂术甘汤主之。"这里的目眩就是源于水饮上犯,清阳不升,故而合苓桂术甘汤。

表里同病,同时有饮,如何处理?

在门诊及病房里面,很多内科杂病患者夹有表证未解的表现,反复治疗没有得到明显改善,有些患者来就诊时以失眠、眩晕、头痛、皮肤瘙痒、抑郁等为主诉,并不会述说自己有表证的症候,在问诊的时候应多加注意。有些患者强调其有鼻炎、鼻塞流涕、怕冷恶风等,医生可能觉得与此次就诊关系不大而忽略了一些重要的辨证眼目。临床中很多杂病都是表未解,形成了伏邪,层层递进,最后形成邪伏三阴,时间久了治疗起来非常棘手及麻烦,比如尿毒症、肿瘤、颅内感染、痛风等。在扶正透表的过程还会出现很多症状,比如在用麻黄附子细辛汤、人参败毒散等托透的时候，痛风的症状会加重。

一部分患者的头晕是由于感冒后休息不好诱发耳石症、梅尼埃病所致，通过手法复位、改善内耳循环治疗往往不能缓解，越输液越难受，反复发作，以至于因为害怕头晕发作而内心焦虑，去做磁共振检查又没有器质性病变，最后形成焦虑与头晕交替反复发作的恶性循环。中医治疗确有独到之处，有表解表，有水饮则利饮，整体辨证又有的放矢，治疗效果就比较好。有很多反复头晕发作的患者，反复治疗不好，来找我，往往3~5剂中药就能明显改善或痊愈。我记得一次夜诊的时候，有个外地患者，经过一次治疗就没有症状了，但是远期效果还是需要观察，她来复诊时整个人精神状态非常好。

对于眩晕、头晕，要根据六经辨证思维及症状反应，先辨六经、辨三毒（食毒、水毒、瘀血）、辨方证。

不要以西医的诊断来辨证，例如看到一个头颅CT显示小脑出血，就按照出血思路来辨证，这是不可取的。又如脑梗死患者，如有表证，根据症状反应，还得从表来治。

案例 11

常用方对复杂疾病的非常疗效

患者，男，50 岁，因"头晕，头胀 2 个月"于 2021 年 7 月 26 日来诊。

患者诉 2 个月前出现头晕，无恶心呕吐，在当地医院诊断为高血压、冠心病、肾结石、肾积水，经过治疗，症状改善不明显。口干口苦，胃痛，纳差，心烦，失眠，难以入睡，胸胁胀满。舌尖红，苔白、中有裂纹，脉沉细。

六经辨证：少阳太阴合病夹饮。

拟方：小柴胡汤、苓桂术甘汤合百合乌药汤加减。

方药：柴胡 24g，黄芩 9g，党参 12g，生半夏 20g，生姜 10g，大枣 10g，甘草 6g，茯苓 20g，桂枝 15g，白术 12g，陈皮 30g，小茴香 15g，百合 30g，乌药 30g。4 剂，日 1 剂，水煎服。

* * *

二诊（7 月 30 日）患者头晕好转，胃痛已；入睡好转，能睡 5~6 小时。守上方继 3 剂。

后续家属打电话告知患者已经基本没有症状，由于结石太大，要去治疗肾结石。

【按语】此例患者，临床表现比较典型，用六经辨证比较容易。由于夹有水饮冲逆，饮停胃下，反复输液治疗效果是不明显的。现在有很多头晕患者，输液总是不好的时候，看其舌、脉是比较典型的，如脉无力、水滑舌、胖大舌、齿痕舌。对于水饮上冲者，治疗的时候注意温化水饮，一般来说会取得比较好的效果。本病例合并有少阳证是比较典型的，口干口苦、胸胁胀满、心烦为少阳证症候，考虑为小柴胡汤证，合苓桂术甘汤温化水饮，加陈皮有组成茯苓饮之意。百合乌药汤是我治疗胃痛胃胀的一首方，患者舌尖红、有裂纹，考虑有虚热、津液虚表现，百合强壮滋阴，有乌药、小茴香相互制约，临床在辨证基础上运用治疗胃痛效果比较理想。小柴胡汤合苓桂术甘汤是我临床中比较常用的一首合方，多用于有小柴胡汤证合并有水饮上逆引起的头晕、头痛、心悸、胸闷等。

《伤寒论》第 96 条："伤寒五六日，中风，往来寒热，胸胁苦满，嘿嘿不欲饮食，心烦喜呕，或胸中烦而不呕，或渴，或腹中痛，或胁下痞硬，或心下悸、小便不利，或不渴、身有微热，或咳者，小柴胡汤主之。"

我在临床中使用小柴胡汤的经验是紧抓主证，即"往来寒热、胸胁苦满、嘿嘿不欲饮食、心烦喜呕"四者，均宜小柴胡汤主之。

百合乌药汤出自陈修园《时方歌括》，原方主治"心口痛，服诸药不效者，亦属气痛"。原方百合一两，乌药三钱，重在通气和血。用于胃脘痛或痞塞不和，但无吞酸者烧心者，平和而效捷。

—— 案例 12 ——

真武汤加减治疗帕金森病

患者，女，65 岁，因"双上肢静止性震颤、动作迟缓 2 年，加重 7 天"于 2021 年 12 月 9 日来诊。

家属代诉患者 2 年前左侧上肢静止性震颤，开始抖动不明显，后慢慢发展到双上肢，动作迟缓，在当地医院神经内科就诊，服用多巴丝肼片，症状控制不甚理想，加用克拉普索片后症状稍改善，经人介绍而来就诊。现症：双上肢静止性震颤，动作迟缓，口干，大便秘结（4~5 天一次），纳差，手脚冷，肌张力增高，面色白。舌淡胖、边有齿痕，脉沉细、细弱。

六经辨证：太阴病。

拟方：真武汤加减。

方药：蒸附片 15g（先煎 1 小时），干姜 15g，白芍 30g，生白术 30g，茯苓 45g，生龙骨 45g，生牡蛎 45g，肉桂 10g，当归 15g，肉苁蓉 30g，伸筋草 30g，淫羊藿 30g，炙甘草 15g。7 剂，日 1 剂，水煎服。

＊＊＊

二诊　患者服药后，震颤、动作迟缓改善不明显，大便稍有改善，但还是便秘，舌淡胖，脉沉细。守上方，加火麻仁30g，蒸附片、干姜增量至20g，炙甘草增量至30g，7剂，日1剂，水煎服。

＊＊＊

三诊　震颤稍微好转，动作迟缓，患者比较高兴的是便秘有比较大的改善，手脚冷，脉沉细。守上方，调蒸附片剂量为30g，7剂，日1剂，水煎服。

＊＊＊

四诊　患者症状改善比较明显，震颤明显减轻，双上肢肌张力增高得以缓解，大便两天一次。继续按照上方调理，同时调整多巴丝肼片的剂量。

＊＊＊

五诊　患者基本能够自理，各方面都有所改善，虽然不能治愈，却也提高了患者的生活质量，建议其继续服药。根据患者服药情况，建议其改为间断服药，维持现状。

【按语】此案例，难言治愈，却也改善了患者的症状，提高了其生活质量。帕金森病患者常常伴有便秘、焦虑/抑郁、失眠等非运动症状，结合中医治疗可以有效减轻患者症状，减少其痛苦。此类患者的便秘，不是实秘，是由于气血津液虚少引起的，所以没有采用承气汤类方来泻下，而是缓调阳气、气血来滋润肠道，使各方面的症状得以好转。在一诊中重用白术润肠通便、茯苓利饮；二诊患者症状好转不明显，加大附子、干姜的用量，温阳化饮；三诊时患者症状好转明显，说明加强温阳效果会更好，故附子加到 30g。

近期我用真武汤治疗此类疾病比较多，整体有些效果，但毕竟每个人体质不同，患病时长不同，治疗起来颇有难度，写此案例，旨在抛砖引玉，望同道们能够分享自己独特的成功经验，不胜感激。

---- 案例 13 ----

经方时方结合治疗眩晕 1 个月

患者，男，88 岁，因"头晕 1 个月"于 2021 年 8 月 30 日来诊。

患者诉 1 个月前出现头晕，时有视物旋转，口淡，小便次数多，夜尿 4~5 次。舌淡红，苔白；左脉弦滑，右脉细滑。

六经辨证：太阴病夹饮。

拟方：半夏白术天麻汤、苓桂术甘汤合泽泻饮加减。

方药：姜半夏 12g，白术 15g，天麻 10g，茯苓 30g，陈皮 15g，炙甘草 6g，桂枝 12g，泽泻 20g，生姜 4 片，大枣 4 枚。5 剂，日 1 剂，水煎服。

后未见复诊，遂电话随访，诉症状好转九成，偶尔有昏沉，并非眩晕，自觉无大碍，故未复诊。

【按语】头晕，视物旋转，苔白，脉滑，考虑为太阴病夹饮。水饮上逆，蒙蔽清窍，清阳不升、浊阴不降则晕。口淡，小便次数多，考虑太阴里虚，水饮不化，气化能力不足。

眩晕是一种很常见的疾病，其中少阳证和痰湿中阻证最常见，和现代人的生活习惯和环境有关系。社会压力大，致使人情绪抑郁，气机不畅，气郁化火，就多发少阳证。患者年老，里虚生湿，湿困中焦，痰湿上蒙，阴邪窃机阳位，清阳不升，浊阴不降，就会头晕。对痰湿中阻者，时方多用半夏白术天麻汤，经方多用苓桂术甘汤、泽泻饮。临床上我常常将半夏白术天麻汤与苓桂术甘汤、泽泻饮联合使用。本案实际上也就是在半夏白术天麻汤的基础上加桂枝、泽泻。泽泻是个好药，它利水而不伤阴。《神农本草经》载：泽泻主风寒湿痹，乳难，消水，养五脏，益气力，肥健。治疗眩晕，考虑由痰浊引起的，可用泽泻，在五苓散中也常重用泽泻。泽泻可泻水湿，行痰饮，可用于治疗痰饮内停阻碍气机所导致的体内清阳不升、头昏目眩等症。半夏白术天麻汤虽为时方，但时方有它存在的意义，时方是可以纳入到经方辨证体系中的。半夏白术天麻汤也是治疗太阴证的方。

半夏白术天麻汤的临床应用：此方实际上就是二陈汤的加减方，半夏、橘皮、茯苓调畅中焦气机，天麻平肝息风，白术健脾燥湿，姜、枣、甘草补益中焦化生之源。"无风不成眩"，此方是治疗风痰上扰之眩晕头痛的常用方，眩晕、呕吐、苔白腻常常为辨证要点。

---------- 案例 14 ----------

肿瘤术后有头晕，经方治疗效果佳

患者，女，48 岁，因"反复头晕 1 年"来诊。

患者 1 年前脑肿瘤术后常常出现头晕、失眠，夜间睡眠 4 小时，口干，饮水不多，胸闷，纳少，时有心烦，右眼视物模糊，怕冷，二便可，夜尿 2~3 次，月经量少。舌暗红，苔白腻，脉沉细。

六经辨证：上热下寒之厥阴病夹血虚水盛。

拟方：柴胡桂枝干姜汤合当归芍药散加减。

方药：柴胡 16g，黄芩 12g，天花粉 10g，桂枝 12g，干姜 10g，生龙骨 40g，生牡蛎 40g，炙甘草 6g，当归 12g，川芎 12g，白芍 12g，泽泻 20g，茯苓 30g，酸枣仁 20g。7 剂，日 1 剂，水煎服。

* * *

二诊 患者诉头晕症状消失，睡眠正常，无胸闷心烦，右眼视物模糊，右侧头皮麻木（右侧头部曾做过手术），口干，纳可，二便可。舌暗红，苔白腻，脉沉细。

拟方：柴胡桂枝干姜汤合当归芍药散加减。

方药：茯苓 30g，酸枣仁 20g，桃仁 10g，桂枝 12g，干姜 10g，生龙骨 40g，柴胡 16g，黄芩 12g，天花粉 10g，生牡蛎 40g，炙甘草 6g，当归 12g，川芎 12g，白芍 12g，泽泻 20g，青葙子 10g。7 剂，日 1 剂，水煎服。

【按语】患者头晕、失眠、心烦、口干，是上热的表现；纳少、怕冷、夜尿多是下寒的表现，故辨为厥阴病。月经量少，脉沉细，提示血虚；夜尿多，苔白腻，是水饮内停的表现。患者脑肿瘤术后，气血耗伤，阳随气脱，元阳不足，难以温煦，故而怕冷；中焦亏虚，运化无力，故纳少；血虚气滞，气滞水停，中焦运化无力，水饮内停，上下输布失常，津液不能上承，故口干；津液向下失于条达，故夜尿多；舌苔白腻也是水饮内停的征象，清阳不升，浊阴不降，故头晕；元阳不足，阳不摄阴，虚阳外浮，阳不入阴，故失眠；而月经量少，脉沉细，提示血虚。故辨证为厥阴病兼血虚水盛，拟方柴胡桂枝干姜汤合当归芍药散加减。二诊时患者头晕、失眠均消失，右眼视物模糊是肿瘤压迫视神经引起的后遗症，右头皮麻木是手术损伤神经引起，考虑为血虚、血瘀所致，故加桃仁以加强活血化瘀，加青葙子以清肝明目。

以前未进入六经体系学习的时候，我对厥阴病的认识很少，从来没有用过柴胡桂枝干姜汤，学习了胡希恕经方医学体系之后，发现临床上可以使用柴胡桂枝干姜汤的情况很多，此方可用于治疗失眠、头晕、腰痛、便秘、胃病、肝炎等多种疾病，而且疗效很好。

临床上辨证厥阴病，关键是辨对上热下寒、寒热错杂的病机。上热的表现主要有口干、眼干、鼻干、口苦、口疮、心烦、失眠、面部痤疮等，下寒的主要表现有腹泻、小便次数多，手足厥冷等。厥阴病又常兼夹血虚水盛的表现。《伤寒论》第97条："血弱气尽，腠理开，邪气因入。"这提示了半表半里的病机——血弱气尽。《金匮要略》中说"血不利则为水"，所以厥阴病常兼夹血虚水盛，临床上常常加用当归芍药散活血养血、化湿利水，疗效更好。

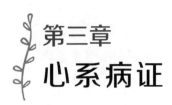

第三章
心系病证

案例 1

经方四味药治愈心悸 9 个月

患者，女，66 岁，因"心悸 9 个月"来诊。

患者 9 个月前感冒后出现心悸，欲按之，无胸闷，寐差。现症：心悸，欲按之，失眠，难以入睡，汗出。舌淡胖，苔白，脉沉细无力。

六经辨证：太阳病。

拟方：桂枝甘草汤。

方药：桂枝 24g，甘草 12g。3 剂，日 1 剂，水煎服。

* * *

二诊 服药 3 剂后症状改善比较明显，但仍有失眠，难以入睡，舌、脉同前。

拟方：桂枝甘草龙骨牡蛎汤。

方药：桂枝24g，甘草12g，生龙骨30g，生牡蛎30g。3剂，日1剂，水煎服。

服药3剂后，心悸基本消失。

【按语】一诊时，患者心悸、欲按之，汗出。《伤寒论》第64条："发汗过多，其人叉手自冒心，心下悸，欲得按者，桂枝甘草汤主之。"故可辨为太阳病，药后各症亦明显好转。

二诊时，患者仍失眠，考虑为发汗过多损伤心阳，阴阳失交所致，故加生龙骨、生牡蛎潜阳安神。

《伤寒论》第118条："火逆下之，因烧针烦躁者，桂枝甘草龙骨牡蛎汤主之。"本方证当属太阳阳明合病证。其辨证要点：桂枝汤证兼见津液虚、惊悸不安者。治疗上用生龙牡补涩是重要的，用桂枝汤调和荣卫则是关键。这里主要取龙牡潜阳，镇惊安神。

对于这两条条文，我曾反复读，后来在临床中这类患者见得多了才体会到《伤寒论》描述的那种生动性。桂枝甘草汤对于一些常见的心律失常有明显的治疗效果。发汗过多则损伤心阳，桂枝甘草辛甘化阳，药味专捷，配伍科学，采用顿服的特殊服药方式，一次性服下汤药，意在急急恢复心阳。

在临床中，确实有一部分患者没有明显的六经症状，可以根据舌、脉综合判断八纲。比如一个失眠的患者，没有表证，没有口干口苦，没有腹痛腹泻等少阳、太阴临床症状，那么舌、脉综合分析就很重要。

如果患者舌红，苔厚腻，脉弦，那么可以判断为痰浊闭窍，内扰心神，用温胆汤加减，选用枳壳、竹茹、陈皮、茯苓、郁金、石菖蒲、佩兰、藿香、泽泻、茵陈、车前草、丹参、生龙骨、生牡蛎、生磁石等，先把痰湿清除，看看效果如何，再进一步辨证。

如果患者舌胖大、边有齿痕，舌淡，苔白，脉沉细无力，就可以判断为太阴病，水饮内停，阳虚水盛，可以选用附子、干姜、白术、茯苓、肉桂、桂枝、泽泻、生龙骨、生牡蛎、生磁石等，先温阳利水，镇静安神，看看效果如何，再进一步辨证。舌象不明显，就要凭脉辨证。

失眠焦虑久治无果，经方 4 剂见疗效

患者，男，62 岁，因"失眠焦虑、坐立不安 3 年，加重 9 个月"来诊。

患者多年前经商失败患上"焦虑症"，失眠，焦虑，坐立不安，担心，恐惧，害怕，心烦气躁，经过多方治疗，症状缓解不明显，现服用丁螺环酮、阿普唑仑、喹硫平。现症：失眠，心烦，焦虑，坐立不安，口干口苦，下午四五点开始潮热、面热，晚上怕冷、恶风，穿两条棉裤仍觉得冷，二便正常。舌暗红，苔白，脉寸浮、尺沉细。

六经辨证：厥阴病。

拟方：柴胡桂枝干姜汤合当归芍药散加减。

方药：柴胡 30g，桂枝 20g，干姜 10g，黄芩 15g，生牡蛎 20g，炙甘草 10g，白芍 15g，当归 15g，川芎 10g，党参 20g，大枣 10g，生龙骨 30g，姜半夏 20g。4 剂，日 1 剂，水煎 600 毫升，分 3 次服用。

患者症状明显好转，口干口苦减轻，潮热不甚明显，只需一条外裤，整个精神状态好转。

【按语】患者口干口苦，心烦，潮热，面热，为上有热；晚上怕冷，穿两条棉裤仍觉得冷，为阳郁厥逆，下有寒；寸脉浮，恶风怕冷，断为有表证；尺沉细，示里证。故整体辨证为上热下寒，寒热错杂，半表半里阴证，考虑为厥阴病。《伤寒论》第147条："伤寒五六日，已发汗而复下之，胸胁满，微结，小便不利，渴而不呕，但头汗出，往来寒热，心烦者，此为未解也，柴胡桂枝干姜汤主之。"我认为柴胡桂枝干姜汤临床常运用于腹胀、大便溏泄、小便不利、口渴、心烦、胁肋疼痛，脉弦而缓或脉沉细，舌淡、苔白或舌淡红、苔少薄黄等症，以口苦、便溏为主症。

《刘渡舟伤寒临证指要》记录当年刘渡舟老师向经方名家陈慎吾先生请教本方的运用时，陈老指出，柴胡桂枝干姜汤治疗少阳病而又兼见阴证机转者，用之最恰。张路玉指出：小柴胡汤本阴阳二停之方，可随疟之进退，加桂枝、干姜，则进而从阳；若加瓜蒌、石膏，则进而从阴。阴证机转是什么？从阴从阳是什么？未曾说明。经方大师胡希恕先生一语道破了其机关，在其所著《伤寒约言录》中把柴胡桂枝干姜汤放在少阳病篇讲解。当讲解柴胡桂枝干姜汤方证时明确指出：伤寒五六日，为表病常传少阳之期，因已发汗而复下之，使津液大伤，使半表半里的阳证变为半表半里的阴证。由此可知，小柴胡汤从阴，适用于治疗半表半里阳证；从阳，则适用于治疗半表半里阴证。也可知，阴证机转是指病位在半表半里由阳证转为阴证。

经方家认为六经来自八纲，即人体病位表、里、半表半里的病性分阴阳。半表半里有阴证、阳证之分。已知小柴胡汤方证属半表半里阳证，又称为少阳病；很显然柴胡桂枝干姜汤方证属半表半里阴证，当属厥阴病。那么用厥阴病提纲来衡量该方是不是相符呢？厥阴病的提纲为《伤寒论》第 326 条："消渴，气上撞心，心中疼热，饥而不欲食，食则吐蛔，下之，利不止。"其主要病机特点：半表半里，虚寒，上热下寒，冲逆明显。柴胡桂枝干姜汤的适应证如上述：治疟多寒，微有热，或但寒不热、往来寒热、心烦等。更值得注意的是，该方有桂枝可降冲逆，有天花粉、生牡蛎可滋津敛津止消渴，有干姜温下寒、黄芩清上热，是治疗厥阴病典型的方药，临床用其治疗厥阴病常能取效。当归芍药散是太阴方，方中有茯苓、白术、泽泻健脾利水，当归、川芎、白芍养血，该方适合太阴里虚、津血不足、水湿内盛之证。故此案例运用柴胡桂枝干姜汤合当归芍药散加减来治疗。

---- 案例 3 ----

惊悸 1 年，治愈仅需三诊

患者，男，30 岁，因"惊悸易醒 1 年"于 2021 年 7 月 24 日来诊。

患者诉 1 年前出现惊悸，心慌心悸，易醒，醒后难以入睡，盗汗，自汗，晨起疲劳，乏力。舌胖大、边有齿痕，苔白，脉沉细。

六经辨证：太阳阳明合病夹饮。

拟方：桂枝汤加生龙牡、茯苓、白术。

方药：桂枝 15g，白芍 15g，生姜 10g，大枣 10g，甘草 10g，生龙骨 45g，生牡蛎 45g，茯苓 20g，白术 15g。5 剂，日 1 剂，水煎服。

* * *

二诊（8 月 7 日） 患者诉盗汗好转，自汗减轻，无惊悸，疲劳乏力减轻，大便稀。舌胖大、边有齿痕，水滑舌，苔白，脉沉细无力。守上方加蒸附片 15g（ 先煎 1 小时 ），5 剂，日 1 剂，水煎服。。

＊＊＊

三诊（9月20日）　患者已经无明显症状，无明显汗出，大便正常，可以一觉到天亮。齿痕舌，脉沉细。二诊方去白术，改为苍术20g。

【按语】一诊的时候，考虑太阳阳明合病夹饮。患者自汗，考虑为太阳表虚证，卫表不和；盗汗，辨为阳明里热证，阳明里热逼迫津液外出而盗汗；心慌心悸，舌胖大、边有齿痕，脉沉细，为水饮内停征象，水饮上凌于心而致惊悸不安，故用桂枝汤加龙牡调营卫、降阳明，加茯苓、白术利饮。二诊加蒸附片是考虑有里虚，附子起到温里强壮作用。其实在一诊的时候，我曾经犹豫要不要用桂枝加附子汤，患者疲劳乏力，精神不好，脉沉细，确有机体功能沉衰的表现，但是最后没有加，二诊加上蒸附片后各方面的问题都解决了。三诊时患者的主要矛盾为水饮问题，故改白术为苍术，燥湿利水。患者惊悸，盗汗，自汗，疲劳，乏力，易醒，通过三诊全部解决，可见经方治疗的魅力。

《伤寒论》第12条："太阳中风，阳浮而阴弱，阳浮者热自发，阴弱者汗自出，啬啬恶寒，淅淅恶风，翕翕发热，鼻鸣干呕者，桂枝汤主之。"

《伤寒论》第95条："太阳病，发热汗出者，此为荣弱卫强，故使汗出。欲救邪风者，宜桂枝汤。"

《金匮要略·血痹虚劳病脉证并治第六》："夫失精家，少腹弦急，阴头寒，目眩发落，脉极虚芤迟，为清谷、亡血、失精。脉得诸芤动微紧，男子失精，女子梦交，桂枝龙骨牡蛎汤主之。"

桂枝汤，外感证用发汗以解肌，内伤证得之补虚以调阴阳，故桂枝汤用于此以使营卫和、阴阳平，加龙牡以镇潜浮阳，收敛涩阴。

我在临床上运用本方证的辨证要点是桂枝汤证兼见津液虚、惊悸不安者。治疗上用生龙牡补涩是重要的，用桂枝汤调和荣卫则是关键。

案例 4

经方巧治反复失眠 10 年

患者，女，57 岁，因"反复失眠难以入睡 10 年"于 2021 年 8 月 21 日就诊。

患者诉 10 年前出现失眠，难以入睡，甚则彻夜不眠，在湖南当地治疗，症状改善，但反复发作。现在来钦州后主要是易醒，醒后难以入睡，每晚睡 1~2 小时，极其痛苦。胸闷，心烦，怕风怕冷，出汗多，胃痛，胃有烧灼感，头晕，头痛，手脚凉，纳可，二便可。舌淡，苔白，脉沉细无力。

六经辨证：太阳太阴合病夹饮夹瘀。

拟方：四逆汤、四君子汤、百合乌药汤合瓜蒌薤白枳实汤加生龙牡。

方药：蒸附片 15g（先煎 1 小时），干姜 15g，炙甘草 15g，党参 20g，茯苓 30g，白术 20g，全瓜蒌 15g，薤白 15g，枳实 15g，生龙骨 60g，生牡蛎 60g，百合 30g，乌药 30g。3 剂，日 1 剂，水煎服。

＊ ＊ ＊

二诊（8月24日） 患者每晚能睡6~7小时，胸闷明显减轻，无胃痛及烧灼感，头晕，头顶痛，手脚凉。舌淡红，苔白，脉沉细。守上方加生地黄30g、川芎30g，3剂，日1剂，水煎服。

＊ ＊ ＊

三诊（8月28日） 患者能入睡，易醒，醒后能睡，无胸闷，出汗减，无胃痛及烧灼感，头晕，头顶痛，手脚凉好转，下肢静脉曲张。舌暗红，苔白，脉沉细涩。

拟方：四逆汤、四君子汤合桂枝茯苓丸。

方药：蒸附片15g（先煎1小时），干姜15g，炙甘草15g，党参12g，茯苓30g，白术20g，桂枝15g，赤芍15g，桃仁15g，生龙骨60g，生牡蛎60g，丹皮10g，泽泻20g。3剂，日1剂，水煎服。

＊ ＊ ＊

四诊（9月2日） 能入睡，每晚能睡6~7小时，醒后半小时内能入睡，无胸闷，无胃痛及烧灼感，头痛明显好转，后背凉，舌、脉同前。守上方，调剂量（蒸附片20g，干姜20g，炙甘草30g），加川芎30g，3剂，日1剂，水煎服。

【按语】患者的症状比较多，反复失眠，时间久了，形成了焦虑，躯体化形式障碍症状繁多，涉及神经系统、呼吸系统、心血管系统、消化系统，根源还是阳气虚损，不断被消耗，痰湿、水饮、瘀血等表现出来，这时我会放弃众多症状，抓主要病机来解决。这个患者首诊的时候，从六经的层面考虑为太阳太阴合病夹饮夹瘀，水饮上逆，胸阳不展，阳不入阴，这时先不治表而治里。患者胸阳不展，气机停滞胸中，不通则痛，郁久化热，故胸闷、心烦，用瓜蒌薤白枳实汤宽胸散结，疏畅气机；手脚凉，舌淡，苔白，脉沉细无力，说明里虚寒甚，阳不入阴，阴阳失调，故入睡困难，用四逆汤加生龙牡，温阳潜降，重镇安神；同时胃络不通，胃中郁热，故胃痛、有烧灼感，用四君子汤合百合乌药汤，健运中焦，滋阴清热。二诊的时候，患者觉得很开心，因为每晚能睡 6~7 小时，特别是胃部及胸部症状的改善比较明显。一般对于神经功能性胸闷，脉沉细无力的，我在临床上常在四逆汤基础上配合瓜蒌薤白枳实汤、瓜蒌薤白桂枝汤等方治疗，效果很好。

当然，在刚开始症状比较明显的时候，我会配合针灸治疗，针刺双内关、双太冲穴，往往患者还没有拿药，胸闷就缓解了。这样的胸闷说白了，就是气机不畅，郁滞在胸中，这时暗示疗法很重要，可配合呼吸训练，打开心胸，缓解当下症状，当然，取得患者配合及支持也很重要。二诊时困扰患者很久的胃痛及烧灼感终于没有了，后面的治疗就渐入坦途了，各项症状都慢慢改善，患者也比较满意。三诊的时候，患者想调静脉曲张，合用桂枝茯苓丸活血化瘀，再结合火针放血，效果也很不错。四诊时，继续温阳潜降，注重水饮、痰湿、瘀血的治疗，同时继续放血，让邪有出路。

《伤寒论》第 277 条："自利不渴者，属太阴，以其脏有寒故也，当温之，宜服四逆辈。"

四逆汤，由附子、干姜、炙甘草组成，具有温中、回阳、救逆的功效。临床上表现为脉沉细无力，四肢肢冷，便溏尿频，舌胖大、水滑者，运用机会多。

四君子汤，由人参、白术、茯苓、甘草组成，有补气、健脾胃的功效。脾胃为后天之本，脾胃虚弱，运化失司，气血生化不足，则见气短乏力、面色萎黄、食欲不振等症。四逆汤、四君子汤合用，意在顾护先天、后天两本。

《金匮要略·妇人妊娠病脉证并治第二十》："妇人宿有癥病，经断未及三月，而得漏下不止，胎动在脐上者，为癥痼害。妊娠六月动者，前三月经水利时，胎也。下血者，后断三月衃也。所以血不止者，其癥不去故也，当下其癥，桂枝茯苓丸主之。"

我在临床中运用桂枝茯苓丸的经验：太阳阳明太阴合病证，瘀血，痛有定处，刺痛，舌暗，唇暗，脉涩。

案例 5

惊悸失眠，三方合用疗效佳

患者，女，26 岁，因"惊悸 2 年，加重 2 周"于 2021 年 8 月 15 日就诊。

患者 2 年前出现心悸，易受惊吓，失眠，难以入睡，在我院门诊治疗后症状好转，偶尔出现惊悸，持续时间不长。2 周前因为工作等原因，心悸加重，心慌，胸闷，胸腹胀满；头晕，以晕沉感为主；头痛，以前额为主；口干口苦，纳可，能入睡，大便 2~3 天一次，月经量少。舌淡，苔白，脉沉细。

六经辨证：厥阴病，血虚水饮。

拟方：柴胡桂枝干姜汤、当归芍药散合枳实薤白桂枝汤加减。

方药：茯苓 15g，白术 12g，泽泻 20g，全瓜蒌 20g，柴胡 15g，桂枝 12g，干姜 10g，生龙骨 45g，生牡蛎 45g，天花粉 10g，黄芩 10g，当归 10g，川芎 10g，薤白 15g，枳实 15g，炙甘草 10g，厚朴 15g。7 剂，日 1 剂，水煎服。

＊＊＊

二诊（8月22日）　患者症状改善，时有胸闷，头晕减轻，口干口苦减轻，能入睡，早醒，生气时易惊悸。舌淡，苔白，脉沉细。守上方7剂，加生龙骨、生牡蛎至60g，柏子仁15g。

＊＊＊

三诊（8月29日）　患者诸症已，能入睡。守上方7剂。

＊＊＊

四诊（9月10日）　惊悸基本不再发作，能入睡。患者不方便煎煮中药，改为四逆散、当归芍药散颗粒剂。

【按语】临床中心悸、胸闷的人不少，这类患者西医多诊断为焦虑症、心脏神经功能紊乱，反复做心电图、24小时心电图、心脏彩超或造影未见异常。反复心悸、胸闷发作，实际上跟情绪、心理有关，属于功能性疾病，治疗也不难。但是严重焦虑者往往形成躯体化症状，在自己的世界里钻牛角尖，走不出来，比如还没开始吃药，就开始担心药物的副作用，查找每种药物的作用及副作用，反反复复求医，还是反复发作，这类人群就很难治疗。

本例患者，从经方角度来说，不难辨证，属于厥阴病的上热下寒，血虚水饮而月经量少，水饮上逆而头晕头痛，胸阳不振、痰气郁滞而胸闷心悸，惊动不安，选用柴胡桂枝干姜汤清上热、温下寒，当归芍药散养血利水。在经方体系里面，柴胡桂枝干姜汤合当归芍药散是比较常用的一首合方，当然，两首方单用的机会也很多，这里合了枳实薤白桂枝汤。

本例用枳实薤白桂枝汤宽胸理气，方中枳实、厚朴开痞散结，下气。苔浊厚腻，欲吐，我常加生半夏清热化痰、降逆止呕；舌尖红，心烦，口干，脉微数，我加栀子豉汤清热除烦。栀子豉汤这个小方很好用，大家不要忽视，对那种莫名的心烦效果好，治疗反流性食管炎也好用。这些小方，有时用起来会有意想不到的惊喜。近期我治疗了一个双手肿痒，不能接触洗衣粉、油腻东西的患者，前期治疗效果不是特别理想，有好转，但没有达到预期，十个手指肿胀都比较明显，加了防己黄芪汤后，效果就出来了。

我看的这类患者属于功能性疾病的比较多，有时扎一两针就可以缓解了，建议针药合用，以取得立竿见影的效果，增加患者的治疗信心及信任，减轻其焦虑，使其重构生活方式及看待人与事物的方式，不是总待在自己的世界里面。

《伤寒论》第147条："伤寒五六日，已发汗而复下之，胸胁满，微结，小便不利，渴而不呕，但头汗出，往来寒热，心烦者，此为未解也，柴胡桂枝干姜汤主之。"

《金匮要略·胸痹心痛短气病脉证治第九》："胸痹心中痞，留气结在胸，胸满，胁下逆抢心，枳实薤白桂枝汤主之，人参汤亦主之。"

枳实薤白桂枝汤原为治疗胸痹的方药。患者病势是由胸部向下扩展到胃脘两胁之间而后胁下之气又逆而上冲，形成胸胃合病，证候偏实。本方由枳实、薤白、桂枝、厚朴、瓜蒌组成。方中枳实、厚朴开痞散结，下气除满；桂枝上以宣通心胸之阳，下以温化中下二焦之阴气，既通阳又降逆，降逆则阴寒之气不致上逆，通阳则阴寒之气不致内结；瓜蒌苦寒润滑，开胸涤痰；薤白辛温，通阳散结。因此，无论是气机阻滞导致的胸中阳气不得通达，还是阴寒之邪凝结胸胃、阻遏阳气畅达的病证，皆可治之。因本方是瓜蒌薤白白酒汤加行气消胀的枳实、厚朴，降冲气的桂枝，故治瓜蒌薤白白酒汤证而胸腹逆满明显者。

---- 案例 6 ----

经方与时方叠用治愈反复失眠 2 年

患者，女，56 岁，因"反复失眠 2 年，加重 3 天"于 2021 年 7 月 6 日就诊。

患者因为女儿在南宁，自己在钦州孤身一人，焦虑，失眠，难以入睡，反复治疗，症状时好时坏。近 3 天失眠又发，彻夜不眠。现症：失眠，难以入睡，口干口苦，心烦，焦虑，过度担心，胸胁苦满，大便正常。舌淡红，苔黄腻，脉有力。

六经辨证：少阳阳明合病夹痰。

拟方：柴胡加龙骨牡蛎汤合温胆汤加减。

方药：柴胡 15g，黄芩 10g，党参 12g，生半夏 20g，生姜 20g，大枣 10g，生磁石 30g，生龙骨 60g，生牡蛎 60g，桂枝 10g，茯苓 15g，陈皮 15g，竹茹 20g，枳壳 10g，大黄 6g（后下），炙甘草 10g。5 剂，日 1 剂，水煎服。

* * *

二诊 患者服药后症状好转，能睡 4 小时，易醒。口干口苦减轻，大便偏烂，一天 4 次，舌淡红，苔腻，脉弦。守上方去大黄，加生龙骨、生牡蛎至 90g，7 剂，日 1 剂，水煎服。

* * *

三诊　患者服药后能够睡 4~5 小时，醒来后还能入睡，无明显心烦。其他症状明显改善。舌淡红，苔腻，脉弦细。予四逆散合温胆汤加龙牡善后。

【按语】患者口苦，胸胁苦满，脉有力，考虑为少阳病；患者失眠，难以入睡，口干，心烦，苔黄腻，脉有力，考虑为阳明病夹痰。患者因少阳枢机不利，气机郁滞，郁久化热，热扰心神，故失眠、口干口苦、胸胁苦满、心烦、脉有力；气机不畅，水湿内停聚而成痰饮，导致清阳不升，浊阴不降，阳不入阴，且痰饮郁久化热，故失眠，甚至彻夜难眠，苔黄腻。用柴胡加龙骨牡蛎汤和解少阳、清里热兼化痰湿；生三石重镇安神；患者无便秘且脉有力，加大黄泻下通腑热。用温胆汤一是为了加强化痰浊，二是为了调畅气机升降。二诊时患者症状减轻，口干减轻，大便偏烂，舌淡红，苔腻，可知患者少阳阳明之热减轻；能睡 4 小时，易醒，故去大黄，继续守上方，加大龙骨、牡蛎的量来重镇安神。三诊时患者能睡 4 ~ 5 小时，醒后能入睡，无明显心烦，舌淡红，苔腻，脉弦细，可知阳明之热已去，仍有少阳之证，夹痰湿，故改为用四逆散和解少阳，继续用温胆汤加龙骨、牡蛎理气化痰。

柴胡加龙骨牡蛎汤出自《伤寒论》第 107 条："伤寒八九日，下之，胸满，烦惊，小便不利，谵语，一身尽重，不可转侧者，柴胡加龙骨牡蛎汤主之。"我在临床中运用本方的经验：三阳合病，以胸满、惊悸、烦为主症，口干苦，便干或便秘，脉有力。本方对有夜梦多、急躁易怒、头晕目眩、便秘溲赤、舌红苔黄、脉弦数等症的顽固性失眠者最为适宜。

温胆汤是出自《备急千金要方》的一首名方，主要用来治疗"大病后虚烦不得眠"。我在临床中运用本方的经验：头目眩晕或疼痛，失眠，心烦，恶心，呕吐，胸胁胀满或疼痛，胆怯易惊。舌红绛、胖大，苔黄白而腻，脉弦滑或数。

柴胡加龙骨牡蛎汤与温胆汤是我治疗失眠、焦虑、抑郁的常用合方。我在临床中观察到，本方治疗以少阳证为主夹痰浊的疾病效果比较好。而半表半里阴证，上热下寒，我会用柴胡桂枝干姜汤；下寒更重的，用我自己拟的方——三四汤（四逆汤、四君子汤、四逆散），有意想不到的效果。

---- 案例 7 ----

竹皮大丸合桂枝甘草龙骨牡蛎汤治疗
更年期反复失眠

患者，女，49岁，因"反复失眠3年"于2021年3月6日来诊。

患者因3年前出现更年期综合征反复失眠，难以入睡，潮热，汗出，胸闷，心烦，易哭泣，服药后症状缓解不明显，全身不适，难受。现症：失眠，心烦，乏力，口干，汗出，潮热，心悸，胸闷欲吐。舌红，苔白，脉细数。

六经辨证： 太阳阳明合病夹饮。

拟方： 竹皮大丸合桂枝甘草龙骨牡蛎汤。

方药： 竹茹 30g，石膏 45g，桂枝 15g，甘草 15g，白薇 10g，生龙骨 60g，生牡蛎 60g。7 剂，日 1 剂，水煎服。

* * *

二诊（3月15日） 患者服药后症状明显缓解，能睡6小时，潮热减。继服上方7剂，日1剂，水煎服。

* * *

三诊（3月24日） 患者各方面的症状都觉得很好，情绪安宁，能够入睡。继服上方7剂巩固，日1剂，水煎服。

患者服药后已无心烦、乏力、口干、汗出、潮热、心悸、胸闷欲吐。

【按语】患者失眠，心烦，口干，舌红，脉细数，考虑为阳明证；汗出，心悸，胸闷欲吐，脉细数，考虑为太阳证夹饮。患者虽有阳明之里热，却是里虚热；虽有一派热象，却汗出、乏力、苔白、脉细，且患者处于更年期，考虑是因气虚阴血不足，虚热内扰导致。患者心悸，胸闷欲吐，脉细数，考虑为心阳不振，水饮凌心，用竹皮大丸清热、除烦、止呕，益气养阴；用桂枝甘草龙骨牡蛎汤温补心阳，平冲降逆，重镇安神。二诊时患者睡眠明显改善，其他症状亦改善，继续守上方。三诊时患者各方面都觉得很好，守方巩固，患者服用后无心烦、乏力、口干、汗出、潮热、心悸、胸闷欲吐。

竹皮大丸出自《金匮要略·妇人产后病脉证治第二十一》："妇人乳中虚，烦乱，呕逆，安中益气，竹皮大丸主之。"我在临床中运用本方的经验：在治疗心烦、口干、乏力、呕吐、舌红、少苔、脉细或无力等气虚阴血不足方面，本方与栀子豉汤有异曲同工之妙。

桂枝甘草龙骨牡蛎汤出自《伤寒论》第118条："火逆下之，因烧针烦躁者，桂枝甘草龙骨牡蛎汤主之。"我在临床中运用本方的经验：桂枝甘草汤解表，而本案中我更多的是用来降逆，常加生龙骨、生牡蛎组成桂枝甘草龙骨牡蛎汤，因为很多更年期患者失眠的同时还伴有烦热、心悸，用生龙骨、生牡蛎重镇安神的同时，也取其潜降作用。我常合另外一首强壮滋阴的方，也是治疗精神疾患比较多的百合地黄汤，效果很好。在临证的时候，甘麦大枣汤等运用得也多。

百合地黄汤出自《金匮要略·百合狐惑阴阳毒病证治第三》："百合病，不经吐、下、发汗，病形如初者，百合地黄汤主之。"我在临床中运用本方的经验：欲卧不能卧，欲行不能行，常默默，舌红少苔或舌有点红，脉细数。

甘草小麦大枣汤出自《金匮要略·妇人杂病脉证并治第二十二》："妇人脏躁，喜悲伤欲哭，象如神灵所作，数欠伸，甘麦大枣汤主之。"我在临床中运用本方的经验：治疗善悲欲哭，有很好的效果，小麦需要大量运用。

案例 8

四逆汤、四逆散合桂枝甘草龙骨牡蛎汤
治疗心悸

患者，女，22 岁，本科室护士。因"心悸 6 个月"于 2021 年 12 月 27 日就诊。

患者诉半年前出现心悸，容易紧张，胸闷，担心猝死，夜班时听到铃声会有点紧张，失眠，难以入睡。彩超示甲状腺回声欠均匀，心电图示窦性心律不齐，甲状腺功能未见异常，一直未予治疗。现症：心悸，以半夜为甚，焦虑，感觉心跳厉害，时有气紧，无口干口苦，无胸闷，怕冷，大便正常，难以入睡，心烦，月经正常，晨起有痰，气堵胸口。舌淡红，苔白；右脉细弱沉，左脉沉细微。

六经辨证：太阴少阳合病。

拟方：四逆汤、四逆散合桂枝甘草龙骨牡蛎汤加减。

方药：蒸附片 15g（先煎 1 小时），干姜 15g，炙甘草 15g，桂枝 30g，茯苓 30g，生龙骨 45g，生牡蛎 45g，柴胡 10g，枳实 10g，赤芍 10g。3 剂，日 1 剂，水煎服。

* * *

二诊　患者心悸、焦虑减轻，怕冷好转，能入睡。舌淡，苔白，脉沉细。守上方 7 剂，日 1 剂，水煎服。

* * *

三诊　诸症已明显减轻，予停药。

【按语】整体来讲，患者上焦心阳不振，中焦气机阻滞，下焦阳虚寒甚。治疗上以和解少阳、振奋心阳、行气温阳为主，方予桂枝甘草龙骨牡蛎汤加减。患者以心悸为主症，伴有焦虑、心烦、气堵胸口，考虑少阳证；脉沉细微弱，怕冷，考虑太阴证。患者下焦虚寒，寒凝气滞，故见气紧；阳气不达四末，故见怕冷。予四逆汤，温阳散寒。寒气阻滞，心阳不振，故见心悸心烦，予桂枝甘草龙骨牡蛎汤振奋心阳，安神定悸。患者心悸甚，加茯苓，增强定悸之力。加四逆散以和解少阳，行气活血，使上下气机通畅。

案例 9

柴胡桂枝干姜汤合当归芍药散
治愈失眠 2 年

患者，男，32 岁，因"失眠 2 年，加重 3 天"来诊。

患者彻夜不眠，心烦，胸闷，心情抑郁，口干，饮食正常，二便正常，怕冷。舌淡紫，苔白厚腻，脉细滑。

六经辨证：厥阴病夹饮。

拟方：柴胡桂枝干姜汤合当归芍药散加减。

方药：柴胡 12g，桂枝 10g，干姜 8g，生龙骨 30g，生牡蛎 30g，天花粉 12g，甘草 3g，当归 10g，川芎 10g，白芍 10g，茯苓 20g，泽泻 20g，炒白术 10g，黄芩 10g，远志 10g，石菖蒲 20g，熟附子 5g（先煎 1 小时），夜交藤 20g，合欢皮 15g。7 剂，日 1 剂，水煎服。

* * *

二诊 夜间已经能睡 5~6 小时，无心烦胸闷，情绪好转，口干，胃脘胀满，舌边有齿痕，余舌、脉同前。上方去生龙骨、生牡蛎，加党参12g、半夏10g、黄连3g。7剂，日1剂，水煎服。

* * *

三诊 睡眠基本正常，无胃脘胀满，舌、脉同前。守上方7剂巩固。

【按语】心烦，胸闷，心情抑郁，口干，这是上热的表现；怕冷，脉细滑，这是下寒的表现。故辨为厥阴证。患者上焦郁热津虚，出现口干；热邪上扰，扰动心神，心神不宁，故而出现心烦、胸闷、情绪低落；下焦虚寒，阴寒内盛，故而怕冷；阴阳不和，阳不入阴，故而失眠；中焦阳气不足，运化失司，水饮内停，上泛舌面，故而苔白腻；脉细滑为血虚水饮之象。故用柴胡桂枝干姜汤合当归芍药散治疗。

一诊方中柴胡、黄芩，一清一散，清泄半表半里之邪热；附子、桂枝、干姜辛温，以温通化饮，通利血脉；生龙骨、生牡蛎、天花粉逐饮散结，生津胜热；当归、白芍养血柔肝，调养新血；加川芎以舒气血之源；加茯苓、白术、泽泻以健脾利湿，使中焦肝血足而气条达，脾运健而湿邪除，肝脾调和；远志、石菖蒲、夜交藤、合欢皮养心安神。

二诊胃脘胀满，故减去碍胃的龙牡，加入党参、半夏、黄连，取半夏泻心汤之意，调理寒热，调畅中焦；也蕴含四君子汤，以健运中焦，补益后天之本、生化之源。

三诊症状好转，再加以巩固。

柴胡桂枝干姜汤证在六经辨证中属于厥阴病，以上热下寒、寒热夹杂证为临床症候反应。

该方方证病机为三焦枢机不利，上焦郁热津虚，中焦虚而寒热互结，下焦虚寒泄泻，或阳明微结，阴阳不和，水饮上逆。

综观柴胡桂枝干姜汤方，有调达枢机、调和阴阳、解表清里、温中散结、清热养津、降逆除满等多重功效。

柴胡桂枝干姜汤证的主要证候特征为"胸胁满，微结，往来寒热（柴胡）；但头汗出，心烦（生牡蛎、黄芩），小便不利，下利或舌面水滑（干姜、桂枝、炙甘草）""渴而不呕（故去半夏，加天花粉，即小柴胡汤加减法）"。

柴胡桂枝干姜汤证辨证要点：胸胁或心下满微结，上热下寒，往来寒热偏于寒多，或恶风寒而不热，或低热，心烦，口苦，或咽干口干，头晕目眩，耳鸣或耳聋，或腹满，食不下，时腹自痛，心下痞，或小便不利，渴而不呕，汗出或但头汗出，手足不温或四肢厥冷，或心悸，头痛，身痛，咽痛，或鼻塞流涕，下利或大便干，舌质淡，或暗红，舌苔白或腻，脉沉弦。

案例 10

失眠也可以不用安神药

患者，男，40 岁，因"失眠 2 年，加重 2 周"于 2021 年 8 月 15 日来诊。

患者入睡困难，白天疲乏，伴心烦、口干口苦，纳少，腹胀，嗳气。大便黏，排便费力，日 1 次，小便正常。舌胖大、边有齿痕，舌尖红，苔厚腻微黄，脉弦。

六经辨证：上热下寒、寒热错杂之厥阴病。

拟方：半夏泻心汤加薏苡仁。

方药：法半夏 15g，黄芩 12g，黄连 6g，党参 10g，炙甘草 10g，干姜 10g，大枣 10g，薏苡仁 30g。4 剂，日 1 剂，水煎服。

＊ ＊ ＊

二诊（8 月 20 日） 睡眠好转，能睡 4~5 小时，腹胀减轻，无嗳气，大便较前通畅，口干口苦，舌、脉同前。守上方加夜交藤 20g。7 剂，日 1 剂，水煎服。

* * *

三诊（8月27日） 诉睡眠明显好转，夜间能睡6~7小时，入睡较快，偶有胃胀，舌苔白腻。上方继服4剂而愈。

【按语】患者口干口苦，大便黏，心烦，失眠，舌尖红，苔黄，这是阳明热证；纳少，腹胀，嗳气，乏力，舌胖大、边有齿痕，舌尖红，苔厚腻，脉弦，这是太阴证。此为寒热错杂，当属厥阴证。

患者中焦虚弱，水气运化失司，湿从中生，湿性重浊，故而乏力；饮停胃脘，浊阴碍胃，致气机不畅，水饮上冲，出现纳少、腹胀、嗳气；舌胖大、边有齿痕、苔厚腻都提示里有水饮，水饮内停，气机升降失常而郁而化热，故而出现口干口苦、心烦；阴阳失衡，浊阴窃取了阳位致阳不入阴，故而出现失眠；舌尖红、苔微黄也提示热象，大便黏则为湿热互结所致。故予半夏泻心汤平调寒热、益气健中，加入薏苡仁则是为了加强清利湿热。《金匮要略·呕吐哕下利病脉证治第十七》："呕而肠鸣，心下痞者，半夏泻心汤主之。"

所以我们常常将半夏泻心汤的辨证要点总结为"呕、痞、利"，但是临床上典型的"呕、痞、利"并不常见，那么半夏泻心汤是不是就没有用武之地了？症状是单一的，我们要透过症状去看它背后的病机，半夏泻心汤证的病机就是中焦虚弱，湿热内生。本案只有痞，而无呕、利，而选择半夏泻心汤，就是依据病机。

—— 案例 11 ——

虚劳失眠求经方，治疗效果人人夸

患者，女，57 岁，因"反复失眠 4 年"于 2021 年 7 月 22 日来诊。

患者现心烦，口干，乏力。舌胖大，舌暗，苔微黄，脉沉细。

六经辨证：太阴病夹血虚。

拟方：酸枣仁汤加生龙骨、生牡蛎。

方药：酸枣仁 40g，川芎 10g，知母 8g，茯神 20g，炙甘草 6g，生龙骨 30g，生牡蛎 30g。2 剂，日 1 剂，水煎服。

【按语】心烦，口干，苔微黄，为阳明虚热的表现；乏力，脉沉细，舌胖大，舌暗，考虑太阴病里虚。患者阴血内生不足，虚热内生，神难守舍，故而失眠；虚热内扰心神，故而心烦；热盛伤津，口干、乏力、脉沉细都是血虚的征象。为什么说是虚证呢？患者出现"心烦"，要分清楚虚实，与"实烦"

相区别，这种烦热是由虚火而非实火引起，没有大热、大渴、大汗出、便秘等实热表现；更何况患者出现乏力、脉沉细等虚证，所以是以"虚烦"为主而导致的失眠。选用酸枣仁汤，加上生龙骨、生牡蛎以加强重镇安神的疗效。服药两剂后，患者发信息说效果很好，想再抓几剂巩固疗效。后开 4 剂，基本痊愈。

酸枣仁汤出自《金匮要略》，原文说"虚劳虚烦不得眠，酸枣仁汤主之"。用好这个方的关键就是"虚劳""虚烦"。虚劳，就是患者要有虚的表现，什么虚呢？看此方的构成，方中有酸枣仁、川芎，当为治疗血虚引起的失眠，患者应当有头晕、乏力等虚弱表现。

酸枣仁汤证的辨证要点为虚烦不得眠，心悸盗汗，头目眩晕，咽干口燥，脉弦或细数。长期睡眠不足的人，特别是老年人，以及病后体虚者、有慢性病者都可选用此方。

酸枣仁的用量临床需根据患者的体质、胖瘦决定，一般用炒酸枣仁，用量为 6～15g。

现代研究证明，酸枣仁能抑制中枢神经系统，有镇静催眠作用；茯苓宁心安神，对心脾两虚所致的失眠健忘效果较好，若患者伴有心悸、健忘、胸闷，则选用茯神；知母清虚热；川芎开郁调肝，用量不宜太大；甘草调和诸药，共治肝血不足，心失所养之不寐。临床中可随症加减，偏于阴虚肝旺者，配白芍、石决明、龙齿、生牡蛎等；忧思劳伤心脾而出现虚烦出汗、口渴、心悸者，可配生地黄、白芍、五味子、生牡蛎等。

案例 12

方证对应治愈失眠 6 年

患者，女，67 岁，因"反复失眠 6 年，加重 2 周"于 2020 年 2 月 16 日来诊。

近 2 周来常彻夜不眠，伴头晕头胀，心烦，胸闷，脑鸣，坐立不安，胃脘胀，纳少，口干，饮水多，口苦，舌尖麻木，小便稍多，夜尿 3 次，大便正常。舌红，苔白腻，脉滑。

六经辨证：少阳阳明太阴合病夹饮。

拟方：柴胡加龙骨牡蛎汤合白虎汤加减。

方药：柴胡 16g，黄芩 12g，党参 12g，姜半夏 15g，茯苓 30g，桂枝 12g，生龙骨 45g，生牡蛎 45g，大黄 3g（后下），酸枣仁 40g，厚朴 25g，苍术 15g，石膏 20g，炙甘草 6g。2 剂（患者因为长期服药，对治疗丧失信心，要求先开 2 剂试试），日 1 剂，水煎服。

* * *

二诊（2 月 18 日） 诉睡眠好转，夜间能睡 4~5 小时，头晕、心烦好转，无胸闷，仍脑鸣，纳增，无胃脘胀，口干，饮水多，无口苦，小便正常。舌淡红，苔白腻，脉弦滑。上方去石膏，加生磁石 15g，厚朴减至 15g，加山楂 15g，5 剂，日 1 剂，水煎服。

上方加减调理 1 月余，睡眠基本正常。

【按语】患者头晕，心烦，胸闷，脑鸣，纳少，口干口苦，考虑为少阳证；心烦，坐立不安，口干，饮水多，舌红，脉滑，考虑为阳明内热；胃脘胀，小便稍多，夜尿 3 次，苔白腻，脉滑，考虑为太阴夹饮。

患者邪陷入半表半里，清阳不升，浊阴不降，故出现头晕头胀，甚至脑鸣；气机不畅郁而化热，热邪上扰心神，故而失眠、心烦、坐立不安；热盛伤津，津液不足，故而口干口苦，饮水多；上、中、下焦气机失于条达，升降失常，气机壅滞胸部、胃脘，故而胸闷，胃脘胀痛，纳少。舌红、苔白腻、脉滑均为内含水饮停滞之象。

《伤寒论》第 107 条："伤寒八九日，下之，胸满，烦惊，小便不利，谵语，一身尽重，不可转侧者，柴胡加龙骨牡蛎汤主之。"

原方：柴胡四两，龙骨、黄芩、半夏、生姜（切）、铅丹、人参、桂枝（去皮）、茯苓各一两半，半夏（洗）二合半，大黄二两，牡蛎（熬）一两半，大枣（擘）六枚。

该方是在小柴胡汤的基础上加减而成，用于伤寒误下致邪热内陷少阳，造成气机郁滞、虚实寒热互见的少阳变证，体现了和解少阳兼镇静安神的治法，属于古代的脑病方，现代临床用其治疗精神神经心理疾病常有较好的疗效。

岳美中认为，本方以小柴胡汤去甘草，以调和肝胆；加桂枝抑上冲之气；龙骨、牡蛎是摄纳浮阳之要药，且龙骨、牡蛎得半夏、黄芩，能豁肝胆之惊痰，又导以大黄，则痰滞更得下行，有和解肝胆、潜阳息风、下气化痰之功。

因方中铅丹久服可能造成铅中毒，今多短期使用、少用或不用，疗效亦不减。颜德馨认为可用磁石或磁朱丸替代铅丹。聂惠民常用琥珀粉代替铅丹。夏仲方则认为龙牡重镇作用已足，故铅丹不用也不影响本方疗效。颜德馨认为，方中大黄可用制大黄，不堪泄泻者则以黄连替代。

刘渡舟教授使用本方的加减法：肝火偏盛者，加龙胆草、夏枯草、山栀子；病及血分，加白芍、桃仁、丹皮；顽痰凝结不开者，加郁金、胆南星、明矾、天竺黄。

临床上，本方对有夜多梦、急躁易怒、头晕目眩、便秘溲赤、舌红、苔黄、脉弦数等症的顽固性失眠者最为适宜。

案例 13

逍遥散治疗情绪低落 2 年

患者，女，28 岁，因"情绪低落 2 年"于 2022 年 2 月 6 日来诊。

患者夜寐差，心烦，白天疲乏思睡，兴趣下降，口干口苦，纳少，胃胀，二便正常，月经先后不定期、有血块。舌红，苔白，脉细。

六经辨证：少阳太阴合病夹血虚、血瘀。

拟方：逍遥散加减。

方药：柴胡 12g，当归 12g，赤芍 12g，薄荷 6g（后下），茯苓 20g，麸炒白术 15g，炮姜 4g，炙甘草 6g，合欢皮 20g，夜交藤 20g，厚朴 25g，醋香附 15g，枳壳 15g。7 剂，日 1 剂，免煎颗粒，冲服。

* * *

二诊（2 月 15 日） 诸症明显减轻，夜寐可，梦多，白天无疲乏，晨起口干，胃胀、心烦减。月经 2 月 7 日来潮，正常。

舌红，苔白，脉细。上方合欢皮减至15g，加丹皮10g、栀子4g。7剂，日1剂，免煎颗粒，冲服。

【按语】患者心烦，口干口苦，纳少，舌红，苔白，考虑为少阳病；白天疲乏思睡，胃胀，考虑为太阴病；月经先后不定期、有血块，脉细，考虑为血虚、血瘀之象。少阳经气舒畅不利，气机阻滞，故而心烦；肝主情志，肝脏疏泄不通而情志低落，气机不畅郁而化热，故而口干口苦；肝郁脾虚，中焦气机升降失常，故而纳少、胃胀；化生之源虚衰，血虚水停，瘀血从中而来，故而月经有血块。六经辨证为少阳太阴合病夹血虚、血瘀，予逍遥散加减。逍遥散不是经方，而是时方，但对于一个中医人来说，不应该存在经方与时方的门派思想，我们应该以治病为目的，把经方、时方、验方、专病专方、针灸等融合在一起，取长补短，找到最适合患者的方法。六经架构可作为方药的基础，六经体系可以让我们在治病的时候思路清晰，辨证更加准确。若将逍遥散纳入六经体系中，它应该归属于少阳太阴合病。

逍遥散证临床辨证要点：肝郁血虚，而致两胁作痛，寒热往来，头痛目眩，口燥咽干，神疲食少，月经不调，乳房作胀，脉弦而虚者。

逍遥散以柴胡、薄荷和解少阳，当归、白芍、茯苓、白术、炙甘草补益太阴。方中有柴胡、白芍、甘草，有四逆散的含义；当归、白芍，一半四物；茯苓、白术，一半四君，有当归芍药散的含义。本方临床运用非常广泛，其实有四逆散合当归芍药散的意思，如有阳明无形之热，形成少阳阳明太阴合病，可加丹皮、栀子，剂量不用太大。有些失眠焦虑的患者，心烦，胸中闷，有莫名的无形之火，用丹皮、栀子效果很好。

从脏腑辨证的角度来说，逍遥散适用于治疗肝郁血虚脾弱病证。

柴胡、薄荷疏肝，治疗气滞。气滞之后，肝失调达，肝气疏泄的能力下降，从另一个角度来说，也是"肝气亏虚"，在肝气亏虚、肝气郁滞的情况下，一味行气会耗气伤正，故不用枳壳、香附等行气力量太猛的药，用柴胡振奋肝气、疏解肝郁，并以薄荷相助，二者都是很平和的药。

柴胡配伍白芍，一散一收，体现了中医文化中"和"的思想，柴胡疏肝气，白芍养肝体、柔肝用。柴胡配白芍是很多疏肝方剂中常用的药对，比如四逆散。

当归协助白芍养血，因为肝体阴而用阳，肝藏血，养肝血就是养肝气的根本。

茯苓、白术的配伍在《伤寒论》中也很常见，很多夹有水饮的情况，都是加茯苓、白术治疗，比如桂枝去桂加茯苓白术汤、真武汤、五苓散、苓桂术甘汤等。茯苓、白术能益气健脾，还能祛湿，所以本方选择茯苓、白术健脾，而不用黄芪、党参，因为黄芪、党参在存在气滞的情况下，就显得过于壅滞，不够轻灵。

炮姜的加入，如同给整首方增加了一束阳光，让其变得灵动！

---- 案例 14 ----

温经汤治疗失眠 1 例

患者，女，32 岁，因"入睡困难 4~5 年"于 1 月 17 日来诊。

患者诉失眠 4~5 年，入睡困难，睡眠浅，口干，饮水多，心烦，纳少，胃胀，泛酸，大便时干时稀，足冷。月经量少，推迟 7~8 天，偶有血块。舌淡暗，苔白，脉沉细。

六经辨证：厥阴病。

拟方：温经汤加减。

方药：吴茱萸 8g（另包，水洗），法半夏 12g，桂枝 10g，肉桂 6g，酒川芎 10g，当归 12g，赤芍 12g，丹皮 12g，炮姜 6g，麦冬 30g，夜交藤 20g，阿胶 6g（烊化），炒麦芽 30g。7 剂，日 1 剂，水煎服。

* * *

二诊（2 月 6 日） 患者服完 7 剂药后，效果很好，然后又服用了 7 剂，现睡眠基本正常，梦多，少心烦，无口干，胃胀减轻，晨起反胃，便秘，舌、脉同前。上方加制厚朴20g、白术40g，7剂，日1剂，水煎服。

* * *

三诊 诸症已，能入睡5～6小时，予停药。

【按语】患者口干，饮水多，是上热的表现；足冷，月经量少，推迟7~8天，偶有血块，舌淡暗，苔白，脉沉细，为下有寒。整个机体功能都呈现出沉衰的一面，证属上热下寒的厥阴病。

《金匮要略·妇人杂病脉证并治第二十二》："问曰：妇人年五十所，病下利，数十日不止，暮即发热，少腹里急，腹满，手掌烦热，唇口干燥，何也？师曰：此病属带下。何以故？曾经半产，瘀血在少腹不去。何以知之？其证唇口干燥，故知之。当以温经汤主之。"

温经汤是治疗厥阴病的方，不是因为吴茱萸是厥阴药，而是因为温经汤能清上温下，治疗上热下寒的厥阴病证。方中用麦冬、丹皮清上热，主要是麦冬，因为麦冬滋阴清热润燥效果比较好，所以典型的温经汤证应该有口唇干燥的特点。在这个方中麦冬用量要大，滋阴的效果才好。温经汤清上热的药用麦冬，而不用黄芩、黄连等苦寒药，也说明温经汤的上热并不是实热，而是阴血亏虚引起的燥热。

吴茱萸为什么要水洗？因为吴茱萸的气味太难闻了，有些人喝了以后直接就吐了，开水洗了以后，能大大减轻这种难闻的气味。

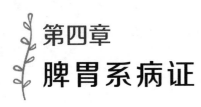

第四章
脾胃系病证

—————— 案例 1 ——————

茯苓饮治疗痞满

患者，女，52 岁，因"胃胀 5 天"于 2021 年 5 月 25 日来诊。

患者 5 天前出现胃胀，无恶心呕吐，无泛酸及胸前区疼痛，无嘈杂感，食一碗稀饭就觉得胀满难受，在当地输液治疗，症状未见改善，依然觉得胃胀，无鼻塞流涕，无烧心，大便可，寐欠安。舌胖大，质润，苔白；左脉沉细、细弱、重微，右脉沉细、细弱、沉细。

六经辨证：太阴病。

拟方：四逆汤、四君子汤合茯苓饮加减。

方药：蒸附片 15g（先煎 1 小时），干姜 15g，甘草 15g，茯苓 30g，枳实 20g，党参 15g，陈皮 30g，白术 30g，佩兰

15g，木香 10g，砂仁 15g。7 剂，日 1 剂，水煎服。

二诊（6月3日） 患者已经完全没有胃胀了，饭后也比较舒服，没有胀闷的表现，舌、脉同前。上方蒸附片加至 20g，3剂，继续调理。嘱患者服用完后，如无其他不适，不用再用药。

【按语】这个患者病程比较短，虽然用了输液等治疗，但自己及时停下了。从六经辨证来说，主要还是太阴病，胃虚有水饮（阳虚水饮内停于胃）。本案运用了补火扶土法，选四逆汤、四君子汤、茯苓饮加减治疗，效果比较好。临床中胃虚有水饮之胃胀、胃痛，我比较常用的是《外台》茯苓饮。

《金匮要略·痰饮咳嗽病脉证并治第十二》附方："《外台》茯苓饮：治心胸中有停痰宿水，自吐出水后，心胸间虚，气满不能食，消痰气，令能食。"

《外台》茯苓饮方：茯苓、人参、白术各三两，枳实二两，橘皮二两半，生姜四两。上六味，水六升，煮取一升八合，分温三服，如人行八九里进之。

本方从六经来说，属于太阴病方，常用于胸满、腹胀、心下痞、纳差、小便不利者。

这首方很好用，特别是对于以胀为主的患者，主要是要重用陈皮、枳实或枳壳理气。这首方我近期运用比较多，如果是效果不好，患者阳虚、动力不足，我常加上四逆汤，效果就出来了。

四逆汤是回阳救逆之方，在经方中常用于温阳扶阳，促进机体功能的恢复。

———— 案例 2 ————

大便痛泻 2 年，附子理中汤加减见功效

患者，女，49 岁，因"腹痛腹泻 2 年"于 2020 年 10 月 15 日来诊。

患者腹痛腹泻 2 年，腹痛轻微，腹泻，自诉跟饮食有关，曾服理中丸治疗，效果不明显。怕冷，晚上睡不好，无口干口苦，无恶心呕吐，无鼻塞流涕。舌淡，苔白，水滑舌，脉沉细重微。

六经辨证：太阴病，久病及肾。

拟方：附子理中汤加减。

方药：附子 10g（先煎 1 小时），炮姜 10g，甘草 6g，党参 12g，炒白术 12g，炒麦芽 15g，炒神曲 15g，苍术 20g，补骨脂 15g，肉豆蔻 10g。5 剂，日 1 剂，水煎服。

我叮嘱患者在饮食上要注意，不能吃寒凉的东西，平时可以艾灸天枢、大肠俞等穴位。

＊ ＊ ＊

二诊（10月21日） 症状有所改善，还是有冷。守上方，附子增至15g，7剂，日1剂，水煎服。

＊ ＊ ＊

三诊（10月29日） 服完7剂后，症状好转比较明显。继服上方7剂，日1剂，水煎服。

＊ ＊ ＊

服完7剂后没有再出现腹痛腹泻。

【按语】患者长期腹痛腹泻，怕冷，舌淡，苔白，脉沉细，考虑太阴里虚寒证。患者曾服用过理中丸，效果不好。从舌、脉、证来看，用理中丸是对症的，但忽略了患者久病，慢病补土健脾胃没有效果的时候，需要补火生土。故初诊时我在理中丸基础上加了附子，同时患者久病及肾，加补骨脂、肉豆蔻；加苍术主要是考虑患者水滑舌，痰湿比较明显，苍术可以燥湿利水。

我在临床中运用理中丸的体会：患者症状以便稀、不成形，怕冷，舌淡，苔白，脉沉细为主。

附子理中汤包含了四逆汤，由附子、人参、干姜、白术、甘草组成。所谓理中者，理中焦也。理中汤针对的是中焦的虚寒，主要是以温运中焦、补土来调理太阴的。中焦虚寒，用理中汤就可以了。附子理中丸，其证有下焦虚寒，阳气虚衰，附子理中丸有补火生土的含义。

———— 案例 3 ————

经方治疗儿童肠梗阻便秘、呕吐

患儿，女，3 岁，师妹的孩子，因"便秘、呕吐 7 天"于 2021 年 7 月 26 日来诊。

师妹代诉患儿 7 月 20 日出现腹痛、呕吐，当时无发热，无恶寒；22 日出现腹泻，一天 4 次，水样便，腹泻后就便干、便秘，腹痛、呕吐没有持续缓解，遂于 22 日住院治疗，查腹部平片提示肠梗阻。患儿腹痛未好转，纳差，无发热，呕吐，便秘。腹部硬，左下腹压痛明显。舌淡红，苔白，脉沉细弦。

六经辨证：少阳阳明合病夹瘀血。

拟方：大柴胡汤合桃核承气汤。

方药：柴胡 10g，黄芩 6g，白芍 15g，半夏 10g，枳实 10g，大黄 6g（后下），生姜 6g，大枣 6g，桃仁 6g，桂枝 6g，芒硝 6g（冲），甘草 6g。2 剂，日 1 剂，水煎服。

【按语】患儿腹泻后就便干、便秘，脉沉主里，辨为阳明病；呕吐，纳差，腹痛，脉弦，辨为少阳病，故考虑为少阳阳明合病。

《伤寒论》第96条："伤寒五六日，中风，往来寒热，胸胁苦满，嘿嘿不欲饮食，心烦喜呕，或胸中烦而不呕，或渴，或腹中痛，或胁下痞硬，或心下悸、小便不利，或不渴、身有微热，或咳者，小柴胡汤主之。"

《伤寒论》103条："太阳病，过经十余日，反二三下之，后四五日，柴胡证仍在者，先与小柴胡汤。呕不止，心下急，郁郁微烦者，为未解也，与大柴胡汤下之则愈。"

《伤寒论》第106条："太阳病不解，热结膀胱，其人如狂，血自下，下者愈。其外不解者，尚未可攻，当先解其外。外解已，但少腹急结者，乃可攻之，宜桃核承气汤。"

结合上述条文和临床经验，也诊断为少阳阳明合病。

为什么用桃核承气汤？我的临床经验：实热证，有瘀血，发狂以及少腹急结者，乃可攻之，宜桃核承气汤。少腹急结就是腹部硬，左下腹压痛明显。此案例我根据患儿病情及自己的临床经验，开出了大柴胡汤合桃核承气汤。

由于不知患儿是否口干口苦，患儿也无明显表证，经过灌肠未见好转，这是实证还是虚证？是阴证还是阳证？在处方的时候我有过犹豫。从舌、脉来看，应属虚证，但腹诊提示实证，如何取舍？结合患者病史，开始是腹痛、腹泻，腹泻后就便干、便秘，考虑热结旁流，从腹部平片来看，梗阻还是比较明显。犹豫再三，我开出了方子，先开了两剂。师妹要带着孩子回另外一个城市，当时我内心是战战兢兢、忐忑不安的，我说，孩子一有什么不舒服，要马上就诊。7月28日师妹发信息告知我孩子一切安好，我悬着的心才放下来。

这个案例也给了我一个教训，在辨证的过程中，阴阳辨别有时是比较难的，当症候、舌、脉等不一致，不知如何取舍的时候，腹诊的作用就凸显出来了。如辨证为阴证，用的是建中类方会怎么样？对于幼儿患者，如何辨六经，如何运用好四诊收集资料，我觉得特别重要，这需要不断地总结及思考。

案例 4

4 剂大柴胡汤治腹痛显奇功

患者，女，34 岁，因"右下腹胀痛 15 天"于 2017 年 5 月 9 日来诊。

患者 15 天前出现右下腹持续胀痛，在当地就诊，考虑为胆囊炎，予消炎止痛对症治疗，病情未见缓解。现症：体形偏肥胖，精神差，右下腹持续胀痛，口苦，恶心欲吐，疼痛厉害的时候呕吐明显，无发热，无恶寒，无腹泻，无胸胁苦满，无四肢冰冷，小便可，大便偏硬。舌红，苔黄腻；右脉弦细，左脉滑。腹诊：腹软，两边腹直肌痉挛，右下腹胆囊区压痛，无反跳痛，无气上冲咽喉，无心胸压抑感。腹部彩超考虑胆囊炎。

六经辨证：少阳阳明合病。

拟方：大柴胡汤加减。

方药：柴胡 20g，黄芩 15g，白芍 30g，枳实 15g，大黄 10g（后下），生姜 10g，大枣 6g，延胡索 15g，木香 6g。4 剂，

日1剂，水煎服。

* * *

二诊（5月12日） 服用上药后，无腹痛，在活动时觉得胀闷，守上方4剂，加木香10g、陈皮10g。嘱患者清淡饮食，注意运动，减轻体重，半饱人生。

【按语】患者口苦，恶心欲吐，脉弦，可辨为少阳病；腹痛，大便偏硬，考虑病邪在里，无里虚，故可辨为里实之阳明病证。患者表现为明显的少阳阳明合病，服用抗生素及止痛药治疗症状改善不明显，符合大柴胡汤的方证，拟方大柴胡汤加减。我还担心患者服药后腹泻，结果只是大便变软，无腹泻水样便。

《金匮要略·腹满寒疝宿食病脉证治第十》："按之心下满痛者，此为实也，当下之，宜大柴胡汤。"

《伤寒论》第103条："太阳病，过经十余日，反二三下之，后四五日，柴胡证仍在者，先与小柴胡汤。呕不止，心下急，郁郁微烦者，为未解也，与大柴胡汤下之则愈。"

《伤寒论》第165条："伤寒发热，汗出不解，心中痞硬，呕吐而下利者，大柴胡汤主之。"

大柴胡汤是以和解药为主、与泻下药并用的方药，方中柴胡为君，与黄芩合用能和解清热，以除内邪；大黄、枳实泻热结，共为臣药；芍药缓急止痛，与大黄相配可治腹中实痛，与枳实相伍可治气血不和之腹痛烦满不得卧；半夏降逆止呕，配伍生姜治呕逆不止，俱为佐药；大枣与生姜同用，能调和营卫而和诸药。

胆以通为用，以降为顺。胆囊炎患者有无便秘都可在方中加入大黄，其主要功能是导滞、泻热、利胆，只有腑气通畅，郁结的湿热才有出路；只有邪气去，正气方可复。该方对伴有结石者，有不同程度的缓急止痛、溶石、排石作用。

案例 5

太阴胃痛，3 剂良方显奇功

患者，男，67 岁，因"胃痛 2 天"于 2021 年 7 月 10 日来诊。

患者胃痛 2 天，喜温喜按，口不干，喜温饮，怕冷，便稀，心烦。舌淡、水滑，苔白，脉弦细。

六经辨证：太阴病。

拟方：四逆汤、四君子汤合百合乌药散加减。

方药：蒸附片 15g（先煎 1 小时），干姜 15g，炙甘草 15g，党参 15g，茯苓 20g，白术 15g，乌药 20g，百合 20g，丁香 10g，郁金 15g。5 剂，日 1 剂，水煎服。

* * *

二诊（7 月 16 日） 胃已不痛，自觉进食后胀满不适。在上方基础上加陈皮 30g、枳实 15g、厚朴 15g。5 剂，日 1 剂，水煎服。

* * *

三诊（7 月 22 日） 诸症已，予停药。

【按语】该患者辨证比较清楚，为比较典型的太阴病，以里虚寒为主。我在辨证处方的时候，常加入李可老先生的"三畏汤"。中焦虚寒，用四逆汤、四君子汤，健运中土，补火生土。

"三畏汤"由红参、五灵脂、公丁香、郁金、肉桂、赤石脂三对畏药组成，具有益气活血，启脾进食，温肾止久泻、久带，消寒胀，宽胸利气，定痹、散结、消癥功能。用"三畏汤"辨证加减，治疗胃及十二指肠球部溃疡、慢性溃疡性结肠炎、冠心病等，常可获良效。

《医学必读》中记载，人参、五灵脂同二陈加归尾、桃仁、郁金等治疗噎症，食下辄噎，胸中隐痛，十剂而噎止，认为"两者同用，功乃益显"。

公丁香与郁金相配，有温通理气、开郁止痛、宽胸利膈、消胀除满、启脾醒胃之功，对脘腹、少腹冷痛胀满，或寒热错杂之胃脘胀痛，煎剂入胃不及一刻，即可气行、胀消、痛止。对脾肾阳虚五更作泻者，效果更好。

肉桂与赤石脂相伍，能益阳消阴，宣导百药，温中定痛，收敛止泻，活血消肿，生肌敛疮，对脾肾虚寒之久痢、久泻、五更泻、脱肛等症疗效显著。

三对畏药相伍，相畏相成，入煎剂安全效佳，无副作用。

师父常用百合、乌药配合治疗胃痛。百合治疗萎缩性胃炎为我必用之品（另外一个是墨旱莲）。百合乌药汤出自陈修园《时方歌括》，原方主治"心口痛，服诸药不效者，亦属气痛"。原方百合一两、乌药三钱，重在通气和血，用于胃脘痛或痞塞不和，但无吞酸烧心者，平和而效捷。百合汤治心口痛（亦属气痛）诸药不效。

百合乌药汤用法：百合一两，乌药三钱，水二杯，煎八分服。百合与乌药，丁香与郁金，为师父治疗胃痛常用的药对，我在临床上运用，发现确有良好的效果，但主要还是要在辨证的基础上去运用。

如有烧灼感，多为郁热；疼痛为胃络不畅；胃酸分泌过多，胃气上逆，郁热，见烧心、舌尖红、苔白。用黄连、吴茱萸，一寒一热；贝母、乌贼骨合用，中和胃酸，清热化痰；陈皮、枳实、厚朴理胃气，散结，顺气化积；三七、丹参活血化瘀；栀子、淡豆豉、枳壳、厚朴常用于反流引起的闷烦；泛酸，加蒲公英、贝母、乌贼骨；糜烂性胃炎，用三七、白及、大黄炭有奇效。

三棱、莪术，师父也常用于胃痛，消除胃络瘀毒。少阳太阴合病，痰湿重的症状性胃食管反流病，往往用四逆散合温胆汤；而寒热夹杂者，用半夏泻心汤加蒲公英、刺蒺藜。

治疗胃痛还有很多其他方。在门诊中，各种类型的胃病都有，现在慢性胃病患者又出现了一个特点，即由于胃胀、痛、闷反复发作，患者产生了焦虑、抑郁情绪，所以现在消化科医生用得最多的就是黛力新（氟哌噻吨美利曲辛，一种抗抑郁药），由此提醒我们，调理胃病要注意情绪问题。有个患者说得就很好：得什么病，都需要用平静的心态对待。

—— 案例 6 ——

从表阴证论治反复胃痛 3 年

患者，女，23 岁，因"反复胃痛 3 年"于 2021 年 9 月 3 日来诊。

患者 3 年前出现胃痛，饥饿时疼痛明显，在当地反复治疗，胃镜提示慢性糜烂性胃窦炎，服药后症状改善不明显。胃隐痛，不胀，泛酸烧心，口干不苦，怕风，汗出。月经紊乱，量少。舌淡胖，苔白，脉沉细。

六经辨证：少阴太阴合病。

拟方：桂枝加附子汤、四君子汤、百合乌药汤合三畏汤加减。

方药：蒸附片 15g（先煎 1 小时），干姜 15g，党参 20g，炙甘草 15g，茯苓 30g，生白术 20g，桂枝 15g，白芍 15g，大枣 10g，生姜 15g，丁香 15g，郁金 15g，百合 30g，乌药 30g。7 剂，日 1 剂，水煎温服。

$* \quad * \quad *$

二诊（9月11日） 胃痛明显减轻，汗出、恶风减，白带异常、有异味。守上方7剂，加薏苡仁30g。

$* \quad * \quad *$

三诊（9月20日） 胃痛已，要求调白带、月经，转方另外处理。

【按语】此患者胃痛泛酸，舌淡胖，口干，为太阴病，水饮内停于胃；汗出，怕风，脉沉细，可知有表阴证，故通过用桂枝加附子汤温阳解表，合用四君子汤加强中焦运化。丁香、郁金，百合、乌药，是我跟师学习时常用的小药对，现运用于临床效果亦较好。百合味甘，气平，性润，《神农本草经》谓其可"补中益气"；乌药，行气止痛，温肾散寒，《本草备要》谓其"辛温香窜。上入脾肺，下通肾经。能疏胸腹邪逆之气，一切病之属气者皆可治"。二药合用为百合乌药散，行气而无耗气伤阴之弊。三畏汤含红参、五灵脂，丁香、郁金，肉桂、赤石脂三对畏药，属于十九畏的范畴。丁香、郁金相配，丁香辛温芳香，入肺、胃、脾、肾四经，温肾助阳，消胀下气；郁金辛凉芳香，清心开窍，行气解郁，祛瘀止痛，利胆退黄，二药等份相合，有温通理气、开郁止痛、宽胸利膈、消胀除满、启脾醒胃之功。

案例 7

寒温并用法治愈腹痛 3 天

患者，女，16 岁，因"右下腹部疼痛 3 天"于 2021 年 10 月 5 日来诊。

患者诉 3 天前出现右下腹部隐痛，持续 1~3 小时，恶心欲吐，纳差，在外院检查未见异常。现在依然有腹痛，月经不调，暗红色。舌淡，苔白，脉弦细。

六经辨证：太阴少阳合病。

拟方：四逆汤、四逆散合当归芍药散加减。

方药：蒸附片 15g（先煎 1 小时），干姜 15g，炙甘草 15g，当归 10g，茯苓 15g，白术 12g，泽泻 10g，赤芍 15g，川芎 6g，柴胡 15g，枳实 10g，木香 10g，郁金 10g。5 剂，日 1 剂，水煎服。

* * *

二诊（10 月 12 日） 腹部仍有疼痛，舌红，苔黄腻，脉沉细。复查彩超示右下腹回盲部管状低回声结构，疑急性阑尾炎。

六经辨证：阳明太阴合病。

拟方：大黄牡丹汤合薏苡附子败酱散、四逆汤加减。

方药：大黄 6g（后下），丹皮 10g，薏苡仁 45g，赤芍 30g，败酱草 30g，蒸附片 15g（先煎 1 小时），干姜 15g，红藤 30g，蒲公英 30g，板蓝根 30g，金银花 30g，紫花地丁 20g，桔梗 20g。3 剂，日 1 剂，水煎服。

* * *

三诊（10 月 16 日） 患者已无腹痛，纳食可，大便每天 2~3 次，偏烂，复查彩超示腹腔内低回声团（肠系膜淋巴结稍大）。守上方去大黄。

【按语】患者以急性腹痛为主症，首诊予温阳疏肝理气，养血活血，效果不明显；二诊的时候患者舌象、脉象发生了变化，舌红，苔黄腻，可见阳明里热明显，但脉沉细，证明同时又合有太阴证，这时我运用了师父治疗腑病的治疗思路，用通腑下法，改用薏苡附子败酱散温阳化瘀、清热、利湿、排脓。加干姜、附子增强温阳之力；大黄、丹皮相伍，共泻肠腑郁结之湿热；加蒲公英、板蓝根、金银花、紫花地丁，清热解毒；加红藤、赤芍，增强活血化瘀之力；肺与大肠相表里，加桔梗，宣肺排脓。经治疗后，患者复查彩超未见阑尾肿大，腹痛已，纳食好。

《金匮要略·疮痈肠痈浸淫病脉证并治第十八》："肠痈之为病，其身甲错．腹皮急，按之濡，如肿状，腹无积聚，身无热．脉数，此为腹内有痈脓，薏苡附子败酱散主之。"此方证属太阴阳明合病，临床上常用于内有郁热，郁久成痈毒而发于外，同时又有正气虚的肠痈腹痛。

《金匮要略·疮痈肠痈浸淫病脉证并治第十八》："肠痈者，少腹肿痞，按之即痛如淋，小便自调，时时发热，自汗出，复恶寒。其脉迟紧者，脓未成，可下之，当有血；脉洪数者，脓已成，不可下也，大黄牡丹皮汤主之。"此方证属于阳明病证，常用于右腹痛拒按、里实热者。

---------- 案例 8 ----------

便秘8年痛苦不堪，温阳通腑效果显

患者，男，45岁，因"反复便秘8年"于2021年11月29日来诊。

患者诉8年前出现便秘，大便3~4天一次，自觉腹胀难受，反复服用通便茶及泻下药后，便秘反复发作，越来越难受，在看到我微信公众号的文章后从外地过来，我看他之前在其他地方开的中药，主要是以清热通便为主。现症：便秘，4~5天一次，腹部胀闷难忍，口干口苦，心烦（自诉是因为长期便秘）。因为长期运用大黄、开塞露，怕冷，手脚凉，失眠，难以入睡，肥胖。舌胖大，苔黄；关脉弦滑，尺脉沉细、细弱。

六经辨证：少阳阳明太阴合病。

拟方：四逆汤合大柴胡汤加减。

方药：蒸附片15g（先煎1小时），干姜15g，炙甘草15g，生白术45g，茯苓30g，柴胡15g，黄芩10g，白芍30g，枳实20g，姜半夏12g，大黄10g（后下），大枣10g。7剂，日1剂，水煎服。叮嘱其根据大便情况调整大黄用量。

* * *

二诊（12月8日） 大便比较通畅，2~3 天一次，腹部胀闷减，口干口苦减轻，怕冷，手脚凉，睡眠稍微好转。舌淡、水滑，苔白，脉沉细。

拟方： 四逆汤、四逆散、四君子汤合当归芍药散加减。

方药： 蒸附片 20g（先煎 1 小时），干姜 10g，炙甘草 30g，茯苓 45g，白术 60g，柴胡 15g，枳实 15g，白芍 45g，当归 20g，肉苁蓉 30g。7 剂，日 1 剂，水煎服。

* * *

三诊（12月16日） 大便 1~2 天一次，患者比较开心，稍有腹痛，已经能够入睡，口干口苦已减，仍手脚凉。舌胖大、水滑，脉沉细。

拟方： 四逆汤、四君子汤合当归芍药散。

方药： 蒸附片 30g（先煎 1 小时），干姜 20g，炙甘草 45g，党参 15g，茯苓 45g，白术 75g，当归 20g，白芍 30g，川芎 10g，泽泻 15g。7 剂，日 1 剂，水煎服。

患者陆续过来调整了两个月左右，能够每天有一次大便。两周前，患者带其母亲、弟弟过来看病，告知已停药 2 个月左右，大便基本每天都有，成形，非常感谢，云云。

【按语】 口干口苦，心烦，腹部胀闷，便秘，苔黄，脉关弦，考虑为少阳阳明合病；失眠，难以入睡，手脚凉，舌胖大，关脉弦滑，尺脉沉细、细弱，考虑为太阴病。患者由于中焦虚寒，阳气虚弱，肠道动力不足，故大便难解，腹部胀闷。患者反复服用通便茶、泻下药、清热解毒药，这些药苦寒，苦寒败伤胃气，故越服用症状越重；患者中焦虚寒，阳气虚弱，阳虚不能温煦四肢，阳虚水饮内停，故手脚凉，肥胖，舌胖大，关脉滑；患者本中焦虚寒，又反复服用清热解毒药及泻下药伤及阳气，阳虚津液不能下承肠道，肠道失津液滋润及失阳气推动，导致燥屎内结，肠道腑气不通，郁久化热，热扰心神，热灼津液，故便秘，口干，心烦，腹部胀闷，苔黄，关脉弦。用四逆汤温补阳气、温化水饮；大柴胡汤和少阳、通腑泻热治标；炙甘草、茯苓、白术取四君子汤之意，健运中焦，利水渗湿；同时重用白芍、生白术，养血、润肠、通便。

二诊时患者大便较通畅，舌淡、水滑，苔白，脉沉细，可知阳明里热基本已清；口干口苦、腹部胀闷较前减轻，可知少阳证仍在，故将大柴胡汤改成四逆散来调整气机，和解少阳；手脚还凉，加大四逆汤剂量，加强温阳力度，希望阳气来复，蒸腾津液以润肠腑。四君子汤健运中焦，加肉苁蓉润温阳益精血、润肠通便，加当归补血润肠通便，加大白术剂量润肠通便。

三诊时患者大便正常，故去肉苁蓉；但仍稍手脚凉，舌胖大、水滑，脉沉细，继续加大四逆汤剂量；白术温补阳气，化水饮；加入当归、白芍加强利水之力，同时还可养血。

四逆汤出自《伤寒论》第 388 条："吐利汗出，发热恶寒，四肢拘急，手足厥冷者，四逆汤主之。"我的临床运用经验：患者具有太阴里虚寒、阳气虚、阳气不足的特点，往往表现为脉沉细、细弱、细微、重微，同时有手脚冷，双下肢冷，夜尿，大便不成形，舌胖大、水滑。

四君子汤出自《太平惠民和剂局方》。我的临床运用经验：四君子汤主要适用于各类脾胃虚弱，气血不足引起的气短乏力、面色萎黄、食欲不振、胸闷恶心等，患者苔浊厚腻。

四逆散出自《伤寒论》第318条："少阴病，四逆，其人或咳，或悸，或小便不利，或腹中痛，或泄利下重者，四逆散主之。"我的临床运用经验：脉有力，胸胁烦满，心下痞塞，形似大柴胡汤证，不呕而不宜攻下者，概可用之。我在临床运用时合方用得比较多，特别是对于有情志疾病，心烦，胸胁苦满，口干口苦，脾气急躁者，常用四逆散合龙牡、四逆散合桂二加龙牡、四逆散合甘麦等。对情志疾病患者的火，不要过度清之，用四逆散有和降的作用，这是我的个人体会。我在门诊中看失眠、焦虑、抑郁等疾病较多，患者口苦的同时伴有气机不畅，用四逆散会更加契合。

当归芍药散出自《金匮要略·妇人妊娠病脉证并治第二十》"妇人怀娠，腹中疠痛，当归芍药散主之"及《金匮要略·妇人杂病脉证并治第二十二》"妇人腹中诸疾痛，当归芍药散主之"。我的临床运用经验：用于血虚水饮，舌淡暗、胖大、水滑，苔腻，脉沉细无力者。还有以下两种情况：一、面目虚浮，有眼袋，面色黄暗、缺乏光泽，或面部有斑，特别是女性婚产后出现的黄褐斑；二、下腹部下坠憋胀感或疼痛，伴或不伴腰骶部酸困不适甚则疼痛。此方有很好的滋润美容作用，皮肤干燥者也可小量常服。以下腹部坠胀疼痛为主要痛苦者，当归、芍药、川芎的量要大一些，尤其是芍药、川芎，也可合四逆散增强疏利之力；便秘者，当归、白芍、白术的量要大一些；腹泻或服后大便次数多不成形者，当归、白芍减量，白术换成苍术；稀水白带者，加扁豆、怀山药、薏苡仁；黄带者，合栀子柏皮汤并加扁豆。有瘀血者，合桂枝茯苓丸；月经量多、色鲜红、质黏稠者，合黄芩汤，出血更多者加生地黄、阿胶；经前乳胀者，合四逆散；乳腺小叶增生者，合枳实薤白桂枝汤。

当归芍药散合方四逆散，可以看作逍遥散的变方，再合半夏厚朴汤、枳实薤白桂枝汤，我称其为解郁逍遥宽胸舒怀汤。《金匮要略》中当归芍药散的主证仅为瘀血腹痛。日本医家汤本求真据经验言："当归芍药散含茯苓、白术、泽泻，故能医治心悸、冒眩、小便不利等证。"吉益南涯在其父吉益东洞"万病一毒论"的基础上，提出"气血水说"，善用当归芍药散活血利水。黄煌教授言："经典表述的方证是真实的，但是不完全的。如果说方证是冰山，那经典方证就是那浮出水面的一角。按血水一家，血不利则为水。"

案例 9

胃不和卧不安治验

患者，女，56 岁，因"胃脘不适 2 天"于 2019 年 9 月 22 日来诊。

患者 2 天前食用月饼后出现呕吐、腹泻，自服藿香正气口服液后稍好转，但仍胃脘不适，嗳气泛酸，口干，饮水多，口腔溃疡，纳可，小便正常，大便偏稀，日 1 次，右第二脚趾麻木，夜寐差，夜间只能睡 3~4 小时，心烦，怕冷。舌暗红、边有齿痕，苔白腻，脉沉细。

六经辨证：厥阴病。

拟方：甘草泻心汤加党参、石膏。

方药：炙甘草 15g，半夏 12g，黄芩 12g，黄连 4g，党参 12g，大枣 10g，石膏 20g，干姜 10g。4 剂，日 1 剂，水煎服。

* * *

二诊（9 月 26 日） 无胃脘不适，无嗳气泛酸，口干减轻，无口苦，口腔溃疡好转，大便基本正常，夜寐好转，夜间能睡

5~6小时，无心烦，怕冷，舌、脉同前。上方去石膏，加夜交藤20g。4剂，日1剂，水煎服。

【按语】患者胃脘不适，怕冷，便稀，是中焦虚寒的表现。中焦虚寒，运化失司，水饮内停，流走肠间，故便稀。水饮内停，气机升降出入不畅，郁而化热，故而出现口干、饮水多；热灼伤口腔皮肤而口腔溃疡；甚则阴阳失衡，浊阴窃取阳位，阳不入阴，故而出现了失眠、心烦，此为上热。故中焦虚寒、饮热攻冲是它的主要病机。选用甘草泻心汤温补中焦、清利湿热。

一诊时方中炙甘草、大枣补益中焦，顾护生津之源，加入党参增益其补中之力，干姜、半夏温中散寒、平冲降逆，黄芩、黄连苦寒以清邪热。其中并无安神之药，但患者服药后睡眠明显好转，这是因为抓住了患者的主要病机，纠正了其阴阳失衡的情况，"阴平阳秘，精神乃治"，睡眠自然随之好转。二诊时患者上热已不明显，故去石膏而加夜交藤养血安神，祛风通络。

《伤寒论》第158条："伤寒中风，医反下之，其人下利，日数十行，谷不化，腹中雷鸣，心下痞硬而满，干呕心烦不得安。医见心下痞，谓病不尽，复下之，其痞益甚。此非结热，但以胃中虚，客气上逆，故使硬也。甘草泻心汤主之。"

原方：炙甘草（炙）四两，黄芩三两，干姜三两，半夏（洗）半升，大枣（擘）十二枚，黄连一两。

临床运用要点：此方为半夏泻心汤增大甘草的剂量，故治半夏泻心汤证中气较虚而急迫者。主治由于反复误下，中焦脾胃气虚较重，痞利兼具之痞证。主要症状表现：心下痞硬而满，腹中雷鸣，下利频作，水谷不化，干呕心烦不得安。

—— 案例 10 ——

胃脘疼痛3天急求医，经方治疗立竿见影

患者，58岁，因"胃脘痛3天"于1月29日初诊。

患者胃脘部不适，伴烧心、胃痛，纳可，颈腰疼痛，怕风怕冷，手足厥冷，耳鸣，失眠，口干口苦，口臭，大便2日一次，小便正常。苔白，脉沉细。

六经辨证：厥阴病。

拟方：柴胡桂枝干姜汤、当归芍药散合乌贝散、左金丸加减。

方药：生龙骨40g，生牡蛎40g，天花粉10g，茯苓30g，苍术15g，浙贝母10g，川芎12g，白芍12g，泽泻20g，柴胡15g，桂枝12g，干姜10g，炙甘草6g，黄芩12g，当归12g，海螵蛸20g，黄连3g，肉桂2g。4剂，日1剂，水煎服。

* * *

二诊（2月12日）　患者诉服药1剂后各项症状明显好转，4剂服完胃脘疼痛消失，睡眠好转，耳鸣消失，无腰痛。因吃

红薯和糖醋腌菜多，胃痛复发。舌、脉同前。守上方4剂，日1剂，水煎服。

【按语】患者为中焦虚寒，运化无力，化生不足，手足不得温煦，故而出现手足厥冷；水饮内停，阻滞气机，气机升降失常，郁而化热在半表半里，故而口干口苦、口臭、耳鸣；失眠则考虑本质原因为下焦虚寒，阴阳失衡，阴不制阳，阳不入阴。综合考虑口干口苦、口臭、失眠、耳鸣是上热的表现；怕风怕冷、手足厥冷、大便2日一次是下寒的表现；手足厥冷、脉细、苔白是血虚水盛的表现，故考虑为厥阴病上热下寒，血虚水盛，拟方柴胡桂枝干姜汤合当归芍药散。患者烧心、胃痛，考虑为郁热，疼痛为胃络不畅，烧心为胃酸分泌过多、胃气上逆，故加乌贝散与左金丸。这两个小方都是治疗胃病的常用方（药组）。

乌贝散是制酸止痛的效方。组成：乌贼骨、浙贝母。功效：消痰散结，制酸止痛。主治：凡消化不良、胃炎、胃溃疡之胃酸过多，症见烧心或泛酸，或嘈杂，不论寒热均可用之。

左金丸也是治疗胃脘嘈杂、烧心的良方，有很好的消炎作用。组成：吴茱萸，黄连。功效：疏肝清热，制酸止痛。主治：胃及十二指肠炎症、溃疡，幽门螺杆菌阳性。临床有胃痛、呕吐、泛酸等症。

胃病患者平素要注意少吃甜食（包括红薯），少喝浓茶、咖啡。本案患者吃了红薯和糖醋腌菜后胃痛、烧心，估计有点糜烂性胃窦炎，服药后症状消失，但是病灶未能完全愈合，应当注意饮食调养，并且服药巩固。患者饮食不节导致胃痛再发，主症及舌、脉同前，故守原方 4 剂。患者长期失眠，服上药后失眠好转。柴胡桂枝干姜汤合当归芍药散也是临床上用于治疗失眠的常用方，常常加入酸枣仁，且量需用至 40g 以上，但是酸枣仁价格比较贵，我在用的时候常常有些犹豫，对门诊患者尤其如此。对本案患者我也考虑到价格的问题而未在方中加入酸枣仁，疗效和价格也是临床需要权衡的问题。

我在临床上治疗胃病的常用思路：胃痛为虚痛，同时伴有汗出、乏力、胃脘隐痛，脉浮虚或细弱，常用小建中汤。伴有表虚或气虚，用黄芪建中汤；如伴有面色㿠白、血虚，用当归建中汤。半夏泻心汤治疗寒热夹杂之胃胀、胃痛，如伴口干、舌红、水滑舌、脉沉细，下虚寒明显的，加四逆汤；中焦不运、中焦虚寒的，加四君子汤。胃虚，有水饮，以水饮为主的胃胀、胃痛，我比较常用的是《外台》茯苓饮。以胀为主的，要重用陈皮、枳实或枳壳理气；如阳虚、胃动力不足，常加四逆汤。胃脘胀满，常加百合、乌药，二药合用，散疏胸腹邪逆之气，行气而无耗气伤阴之弊；兼加丁香、郁金，行气、消胀、止痛。胃痛伴泛酸、烧心，加乌贝散与左金丸；久病有瘀，加三七、丹参活血化瘀；栀子、淡豆豉常用于反流引起的无名闷烦；糜烂性胃炎，常加三七、白及、大黄炭。

胃病常用方：四逆汤、四君子汤、香砂六君丸、四逆散、理中丸、附子理中丸、半夏泻心汤、平胃散、乌贝散、百合乌药汤、三畏汤、茯苓饮、小陷胸汤、小建中汤、百合地黄汤、茵陈蒿汤、小柴胡汤、大柴胡汤。临床需要辨证使用。

—————— 案例 11 ——————

虚寒胃痛，小建中汤建奇功

患者，女，59 岁，因"胃胀胃痛 3 个月"于 2021 年 11 月 3 日来诊。

患者诉 3 个月前出现胃痛，喜暖喜按，胃酸。大便 4~5 天一次，质稍硬，有黏液，带血。头颈疼痛，纳少，小便正常，睡眠差。舌暗，苔白腻，脉沉细无力。

六经辨证：太阳太阴合病夹饮。

拟方：当归建中汤加减。

方药：桂枝 15g，肉桂 6g，白芍 40g，甘草片 15g，当归 15g，乌药 10g，百合 12g，醋香附 12g，制厚朴 25g，高良姜 6g，醋延胡索 20g，蜂蜜 2 勺。5 剂，日 1 剂，水煎服。

* * *

二诊（11 月 13 日） 胃痛好转，纳增，无胃胀，嗳气，口干，喜饮热水，睡眠好转，大便同前，颈痛。

拟方：桂枝 15g，肉桂 6g，白芍 40g，甘草片 15g，当归

15g，乌药 10g，百合 12g，醋香附 12g，制厚朴 25g，醋延胡索 20g，葛根 60g，石斛 15g，蜂蜜 2 勺。5 剂，日 1 剂，水煎服。

＊　＊　＊

三诊（11 月 19 日）　无胃痛，时有左胁下疼痛，口干口苦，饮水多，睡眠尚可，纳可，二便可，乏力。左颈疼痛 20 年，已好转，时有烘热感。脉细涩无力。

拟方：柴胡 12g，黄芩 12g，桂枝 10g，干姜 10g，生龙骨 15g（先煎），生牡蛎 15g（先煎），炙甘草 6g，天花粉 10g，当归 12g，酒川芎 12g，白芍 10g，盐泽泻 12g，茯苓 30g，麸炒白术 10g，炒麦芽 30g，葛根 60g，蜂蜜 2 勺。4 剂，日 1 剂，水煎服。

自此，胃痛痊愈，随访至今未再复发。

【按语】头颈疼痛，考虑太阳表证未解；患者胃痛，喜暖喜按，舌暗，苔白腻，脉沉细无力，考虑太阴病，胃虚水饮。这是虚寒性的胃痛，故选用当归建中汤加减。当归建中汤是小建中汤加当归。小建中汤出自《伤寒论》第 100 条："伤寒，阳脉涩，阴脉弦，法当腹中急痛，先与小建中汤，不差者，小柴胡汤主之。"小建中汤是治疗虚寒胃痛的第一方，最重要的辨证要点就是"喜温喜按"，方中饴糖可以用蜂蜜代替，效果也比较好。

案例 12

久泻2年，乌梅丸显示中医的神奇

患者，女，39岁，因"腹泻2年"于2021年11月11日来诊。

患者诉2年前出现腹泻，每日1~5次，质稀。胃脘不适，怕冷，手足凉，汗出少，时有漏尿，失眠，抑郁，心烦胸闷。月经提前，色淡、稀，口干，脱发。舌胖大、边有齿痕、淡暗，苔白，水滑舌，脉沉细无力。

六经辨证：厥阴病。

拟方：乌梅丸加减。

方药：乌梅20g，蒸附片15g（先煎），细辛6g，肉桂6g，党参10g，花椒10g，干姜10g，黄连4g，黄柏8g，当归12g。7剂，日1剂，水煎服。

* * *

二诊（11月25日） 大便基本正常，日1次，质黏。昨日月经来潮，未提前，质淡。晨起鼻塞，平素易感冒，无心烦，眼睛干，小腹以下凉。舌胖大、边有齿痕、淡暗，苔白，脉沉细无力。

拟方：细辛 6g，肉桂 6g，黄连 4g，黄柏 8g，当归 15g，党参 10g，花椒 10g，干姜 10g，乌梅 30g，熟地黄 12g，赤芍 12g。7 剂，日 1 剂，水煎服。

【按语】患者腹泻长达 2 年，伴胃脘不适，怕冷，手足凉，汗出少，月经提前，色淡、稀，脉沉细无力，舌胖大、边有齿痕、淡暗、水滑，苔白，这是下寒的表现。患者失眠，抑郁，心烦胸闷，口干，这是上热的表现。故考虑为上热下寒之厥阴病。患者腹泻时间较长，故选择乌梅丸。

原方：乌梅三百枚，细辛六两，干姜十两，黄连十六两，当归（四两），附子（炮，去皮）六两，蜀椒（出汗）四两，桂枝（去皮）六两，人参（六两），黄柏（六两）。

本方既以黄连、黄柏清在上之热，又以细辛、附子、干姜、蜀椒祛在下之寒，另以人参、当归补气血，以桂枝降冲气。妙在主用乌梅渍之苦酒，大酸大敛，一方面有助人参、当归以补虚，另一方面有助黄连、黄柏以止泻，并可以制细辛、附子、干姜、蜀椒之过于辛散。此为中虚寒自下迫虚热上浮，固脱止利的治剂。

乌梅丸是治疗上热下寒、寒热错杂的厥阴病的主方，方中以黄连、黄柏清上热，附子、干姜、桂枝、川椒、细辛温下寒，但是却是以乌梅为君药。《神农本草经》记录乌梅"味酸平。主下气，除热烦满，安心，肢体痛，偏枯不仁，死肌，去青黑痣、恶肉"。乌梅味酸性平，并非苦寒，并没有清热的功效，只是善于生津液、止烦渴。乌梅不能清上热，也不能温下寒，能担此重任，说明在寒热分界明显的病症中，选择一种起平衡作用的"和事佬"药非常重要。

从药物组成来看，方中温下寒的药物较多，说明乌梅丸证下寒比较明显，不像柴胡桂枝干姜汤证只表现出手足厥冷、小便频、大便稀，乌梅丸证下利更明显、更持久，整个下肢冷也比较明显，而不仅仅是手足冷。它又不同于半夏泻心汤，半夏泻心汤寒热错杂集中在中焦，寒热的症状也表现在胃肠，手足冷的症状不明显。在临床上使用柴胡桂枝干姜汤治疗厥阴病，为什么有的效果不佳，最主要的原因就是患者的下寒比较严重，已经不是干姜、桂枝（柴胡桂枝干姜汤）所能胜任，这个时候就要选择乌梅丸了。

方中清上热的药物只用了黄连、黄柏，说明上热不是很重，而黄连这味药很特别，在此方中不仅仅是清热，还能"厚肠"，所以乌梅丸治疗久利效果很好。《神农本草经百种录》中记载："凡药能去湿者必增热，能除热者，必不能去湿，惟黄连能以苦燥湿，以寒除热，一举两得，莫神于此。"在治疗胃肠病时，黄连是一味很好的药，这也是为什么它可以制作成"盐酸小檗碱片"，成为治疗急性胃肠炎的经典药物。在临床上，为了发挥黄连的优势，又避免它的苦寒之性，常加干姜一起用，起到相辅相成的作用。

黄连为什么能"厚肠"？原因有二：一者，黄连可刺激大肠，促使淋巴细胞增生，具有消炎作用。二者，黄连有收敛作用，能促进溃疡面的修复。所以在治疗下利的方中，大多都有黄连。

现代药理研究发现，黄连有很好的降血糖作用，所以乌梅丸也可以运用于糖尿病的治疗，而且黄连量要大，但只要相应加大干姜的用量就可以制约黄连的苦寒之性。干姜的量要比黄连大。

乌梅丸这个方，原文讲是治疗蛔厥的，也就是蛔虫病导致的手足厥冷，但现在蛔虫病很少见了，即使有也不至于手足厥冷。但不等于说乌梅丸就没有了用武之地，原文又说"又主久利"。

我们分析乌梅丸的药物组成，寒热并用，故可以推断出它可以治疗寒热错杂的一类疾病，尤其是"久利"。久利多由于中焦虚寒，湿热下利的话不会这么久，因为早就传变了。乌梅丸能治久利，是因为其中温阳的药很多，如附子、干姜、川椒和细辛。我在临床上使用乌梅丸，发现患者服用后下利和尿频最先缓解，说明这个方子温下寒的作用很强。

清上热只用了黄连、黄柏，但黄连的用量一定要大，否则压不住上热，制约不了温热之热。原方黄连用至十六两，是除了乌梅之外量最大的药，黄柏、人参、桂枝等药只用了六两。而我们现在用黄连一般用量都很小，一般就是4g、6g。乌梅的用量也要大，原方用了300枚，现在我们一般要用20g以上。使用经方，我们一定要注意原方的药量比例，在我们还没有建立好自己的遣方用药体系的时候，尽量遵循张仲景的方药剂量。

服用乌梅丸汤剂的患者都会向我反映药太难喝了，我想想也是，酸甜苦辣混杂——乌梅的酸，干姜、川椒的辣，黄连、黄柏的苦，人参的甘——确实很难喝，而且乌梅丸汤证一般沉寒较重，病难速去，需要服药一定的时间，这也是为什么乌梅丸要做成丸药。如果能够做成浓缩丸，服用就更方便了，但实际上药店里基本没有乌梅丸卖，因为很多医生不会用乌梅丸，所以乌梅丸的销量很少，实体药店基本不卖。像葛根汤一样，葛根汤颗粒很好用，是我家中常备的感冒药，感冒发热恶寒，没有喉咙痛，可以冲服，方便快捷，而且疗效很好，常常能够汗出热退，但是很多人不敢用，认为麻黄和桂枝大辛大热。不少中医医生一辈子都不敢用麻黄和桂枝，但正是因为它们的辛温解表作用，才能使汗出热退且捷效，这是荆芥、防风所不能比的。

第五章

肾系病证

———— 案例 1 ————

水肿，真武汤治验

患者，女，32 岁，因"双下肢水肿"于 2021 年 10 月 2 日来诊。

患者目前主要症状是双下肢凹陷性水肿。刻诊：双下肢水肿，怕冷，口干，无口苦，其他症状不明显。因为担心自己的身体有问题，检查了血管、心、肾、肝，均未见异常。舌胖大、水滑，脉沉细无力。

六经辨证：少阴太阴合病。

拟方：真武汤。

方药：蒸附片 15g（先煎 1 小时），生姜 10g，白芍 10g，茯苓 15g，白术 10g。3 剂，日 1 剂，水煎服。

3 剂后，水肿慢慢消退。继续服用 3 剂，已经没有明显水肿了。

【按语】双下肢水肿，怕冷，舌胖大、水滑，脉沉细无力，考虑为少阴太阴合病，阳虚水泛。脉沉当则为水，阳气虚则气化无力，津液代谢输布失常，水饮内停于双下肢则水肿，津液无法上承于口则口干。

《伤寒论》第82条："太阳病发汗，汗出不解，其人仍发热，心下悸，头眩，身𥆧动，振振欲擗地者，真武汤主之。"

《伤寒论》第316条："少阴病，二三日不已，至四五日，腹痛，小便不利，四肢沉重疼痛，自下利者，此为有水气，其人或咳，或小便利，或下利，或呕者，真武汤主之。"

真武汤，临床上运用于阳虚水泛，在经方医学体系里面，证属少阴太阴合病，在临床中运用比较多。

本方证的辨证要点：头晕心悸，下肢浮肿或痛，脉沉。本方为少阴太阴合病的治剂。上条之"心下悸、头眩、身𥆧动、振振欲擗地"和下条之"腹痛、小便不利、四肢沉重疼痛、下利、呕"，都是应用本方的重要依据。我运用本方治疗头晕、眩晕、失眠比较多，加减运用比较多的是真武汤加龙牡，起到温阳利水潜降的作用。

真武汤，又名玄武汤。冯世纶先生认为本方有温阳利水，健脾蠲饮的功效。其中茯苓淡渗利水，主治心下动悸；白术健脾祛湿，主治小便不利；附子辛温燥热，可以温通十二经络，有振奋元阳、除痹止痛的作用；生姜止呕散饮，祛寒健胃；白芍可以滋阴利水，和营除痹。这五味药配伍，互相牵制，不但可以协同发挥温阳利水、健脾蠲饮的功效，而且可以避免彼此的副作用。

　　冯老曾对真武汤的适应证进行了高度的概括：头晕心悸，下肢浮肿或痛，脉沉。也就是说，临床上无论见到什么样的疾病，只要符合上述适应证，就可以大胆运用真武汤。起初由于听起来很新鲜，我对先生的话也将信将疑，后来经过先生的不断教导以及自己在临床上小心谨慎的验证，事实证明，这些都是先生在临证中所积累的宝贵心得。

---- 案例 2 ----

小柴胡汤合八正散治疗尿路感染

患者，男，42 岁，因"尿频、尿急、尿痛 6 天"于 2021 年 1 月 20 日来诊。

患者 6 天前出现尿频、尿急、尿痛、尿黄，尿常规示白细胞（+++），服用左氧氟沙星胶囊效果不佳。现症：尿频、尿急、尿痛、尿黄，伴有口干口苦，饮水多，无发热、腰痛，纳可，眠差，大便正常。舌稍红，苔薄黄腻。

六经辨证：少阳阳明合病夹饮。

拟方：小柴胡汤合八正散加减。

方药：柴胡 12g，黄芩 12g，法半夏 12g，炙甘草 6g，金钱草 20g，车前子 20g（包煎），大黄 3g（后下），滑石粉 15g（包煎），萹蓄 10g，生姜 3 片，大枣 10g。4 剂，日 1 剂，水煎服。

患者服药后，小便已恢复正常。

【按语】本案考虑为病在少阳，病邪侵入半表半里，使人体气机升降、出入失常，津液不能上承，故而口干；少阳气机不利，气滞则水停，影响三焦水道通调，导致膀胱气化失司，出现尿频，尿急；气滞水停郁而化热，继而出现口苦、饮水多、舌红、苔薄黄腻等热象；湿热互结，热灼伤皮肤黏膜，故而出现尿痛。所以总的来说可辨证为少阳阳明合病兼夹水饮，选方予小柴胡汤和解少阳，合八正散清利湿热。

方中柴胡、黄芩，一清一散，协同作用，和解清除少阳之邪；法半夏降冲逆；萹蓄、车前子、金钱草、滑石粉四药清热利湿，通淋利窍；因津液流失，故加生姜、大枣、炙甘草补益中焦，顾护生津之源。方中还用到大黄，这是胡希恕先生的经验，他治疗尿路感染有尿痛者，方中都会加入大黄。

《伤寒论》第97条："血弱气尽、腠理开，邪气因入，与正气相搏，结于胁下，正邪分争，往来寒热，休作有时，嘿嘿不欲饮食，脏腑相连，其痛必下，邪高痛下，故使呕也，小柴胡汤主之。服柴胡汤已，渴者，属阳明，以法治之。"

《伤寒论》第266条："本太阳病不解，转入少阳者，胁下硬满，干呕不能食，往来寒热，尚未吐下，脉沉紧者，与小柴胡汤。"

《伤寒论》第267条："若已吐、下、发汗、温针，谵语，柴胡汤证罢，此为坏病，知犯何逆，以法治之。"

这三条条文描述了小柴胡汤的传变，也充分体现了小柴胡汤证邪陷少阳的症候。

小柴胡汤原方：柴胡半斤，黄芩三两，人参三两，半夏（洗）半升，甘草（炙）、生姜（切）各三两，大枣（擘）十二枚。

我在临床上运用小柴胡汤的方证体会：半表半里的热证或者见口干、口苦，咽干、目眩、胸胁苦满、心烦、纳差、脉弦有力者，可用本方。

八正散出自《太平惠民和剂局方》。

组成：车前子、瞿麦、萹蓄、滑石、山栀子、木通、炙甘草、煨大黄各一斤。

功用：清热泻火，利水通淋。

主治：湿热淋证。症见尿频尿急，尿时涩痛，淋沥不畅，尿色混赤，甚则癃闭不通，小腹急满，口燥咽干，舌苔黄腻，脉弦滑。

尿路感染多属于中医学"淋证"范畴，主要病机是湿热蕴结下焦，肾与膀胱气化不利，其病位在膀胱与肾。以往我们都是从膀胱湿热入手，方用八正散，效果也不错。后来在高建忠老师的书上见到他运用小柴胡汤治疗尿路感染，就尝试加用小柴胡汤，发现效果比单用八正散更好。

为什么小柴胡汤能治疗尿路感染？因为小柴胡汤能够通利三焦。小柴胡汤是治疗少阳病的主方，从经络上说，少阳经联系三焦，故名"手少阳三焦经"。三焦是什么？对三焦的认识，一直都有不同的看法，《中医基础理论》中将三焦分为六腑的三焦和部位的三焦。从六腑上来说，三焦应该像其他腑一样，"传化物而不藏，故实而不能满"。《中藏经》中也说："三焦者……总领五脏六腑、营卫经络、内外左右上下之气也。三焦通，则内外左右上下皆通也。其于周身灌体，和内调外，荣左养右，导上宣下，莫大于此者也。"三焦为躯体之内，包裹于脏腑之外的网膜结构，实质上它包括体腔内的胸膜及腹膜，外与皮里肉外的筋膜（腠理）相连，内接五脏六腑，属半表半里，是人体内最大、分布最广的一个脏腑。三焦的主要生理功能是运行津液和通行元气。也就是说，它是水液及气机运行的通道。泌尿系统是水液代谢最后的部位，所以三焦与泌尿系统密切相关，这也是小柴胡汤能治疗泌尿系感染的原因。小柴胡汤具有疏理三焦、调和寒热、和解表里、宣通上下、和畅气机之功用，还能治疗膀胱气化不利引起的癃闭、小便频数等。

---------- 案例 3 ----------

夜尿 11 次，经方 3 剂而愈

患者，男，47 岁，因"夜尿频数 10 天"于 2022 年 5 月 9 日来诊。

患者诉 10 天前因为服用清热解毒药物后出现夜尿频数，每晚 5 ~ 6 次，无尿急尿痛，严重影响睡眠。服用真武汤 3 剂治疗症状不减反增，夜尿 10 ~ 12 次，痛苦不堪。现症：小便频，前夜夜尿 11 次，乏力，小便量多、色白，痰多，恶寒，口渴，大便偏干。舌淡，苔黄腻，脉沉细。

六经辨证：太阳太阴阳明合病。

拟方：五苓散。

方药：茯苓 45g，白术 30g，桂枝 20g，盐泽泻 24g，猪苓 20g。3 剂，日 1 剂，水煎服。

* * *

二诊（5 月 24 日） 夜尿 1 次，咳痰消失，乏力明显好转，无口干口渴，患者无意愿煎药而停药。

【按语】患者夜尿次数增多，痰多，脉沉细，考虑太阴病；便干，考虑为太阴病；口渴，苔黄腻，考虑有热，辨为阳明病，水饮郁而化热，津液不能上承，津液不化；恶寒，乏力，考虑有表证。

《伤寒论》第71条："太阳病，发汗后，大汗出，胃中干，烦躁不得眠，欲得饮水者，少少与饮之，令胃气和则愈。若脉浮，小便不利，微热消渴者，五苓散主之。"

我在临床上运用五苓散很多，没有想到这次效果这么好。患者复诊的时候，特别开心。之前尿频已经严重影响到他的生活，他本身有脑梗死、焦虑，尿频影响睡眠，使其更加疲劳乏力而焦虑，没想到3剂药后，尿频就治愈了。

我在临床中运用五苓散的经验：口干，饮水则吐，小便不利，脉浮为主症。临床中真武汤和五苓散都用于里有饮、小便不利者。真武汤用生姜解表，由于阳虚，机体功能沉衰，加附子扶正解表，所以在经方医学体系里面真武汤证属于少阴太阴合病。五苓散用桂枝解表，机体功能未衰，但水饮津液不化，郁而化热，用泽泻化水饮、清阳明之热，五苓散证属于太阳太阴阳明合病。五苓散、真武汤证都有表证，但在临床上无表证亦可使用，可从病机角度去理解，扩大认识。

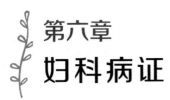

第六章
妇科病证

--- 案例 1 ---

温阳法治月经不调见奇效

患者，女，32岁，因"月经延后，痛经"于2021年6月3日来诊。

患者月经延后，量正常，有血块，色暗，痛经。怕冷，四逆，口干，无鼻塞、流涕，无夜尿，纳可，能入睡。舌淡、水滑，苔白；左脉沉细弱，右脉沉细无力。

六经辨证：太阴病。

拟方：四逆汤、当归四逆汤、四君子汤合肾四味。

方药：蒸附片15g（先煎1小时），干姜15g，炙甘草15g，茯苓15g，白术12g，党参15g，枸杞子10g，菟丝子20g，淫羊藿12g，补骨脂10g，当归20g，桂枝15g，白芍30g，细辛9g，通草10g，大枣20g。7剂，日1剂，水煎服。

* * *

二诊 月经第9天，手脚暖，痛经减，脉沉细无力，苔白，守上方去细辛。7剂，日1剂，水煎服。

* * *

三诊 手脚暖和，症状好转，守上方3剂。

月经如期而至，且小腹不痛了。

【按语】患者怕冷，四逆，脉沉细无力，为太阴病里虚寒证；月经延后，有血块，色暗，痛经，为血虚寒凝证。患者阳虚水寒，寒凝于三阴，阳虚不能温煦，故四逆，痛经，月经延后，同时水饮内停，可采用四逆汤、四君子汤温运两本。

患者整个阳气虚，中焦脾胃虚弱，水湿寒饮内停，脉沉细微，舌淡、水滑，可采用温阳健运中焦的方法化水湿，用当归四逆汤单刀直入温经散寒，养血通脉，温阳与散寒并用，养血与通脉兼施，温而不燥，补而不滞。方中当归甘温，养血和血；桂枝辛温，温经散寒，温通血脉，为君药。细辛温经散寒，助桂枝温通血脉；白芍养血和营，助当归补益营血，共为臣药。通草通经脉，以畅血行；大枣、甘草，益气养血，共为佐药。重用大枣，既合当归、白芍以补营血，又防桂枝、细辛燥烈大过，伤及阴血。甘草兼调药性而为使药。通草的功能主治：清湿利水，通乳，淋证涩痛，小便不利，水肿，黄疸，湿温病，小便短赤，产后乳少，经闭，带下。

当归四逆汤主治血虚寒厥证。其辨证要点：手足厥寒，或腰、股、腿、足、肩臂疼痛，口不渴，舌淡苔白，脉沉细或细而欲绝。临床常用于治疗血栓闭塞性脉管炎、无脉症、雷诺病、小儿麻痹、冻疮、妇女痛经、肩周炎、风湿性关节炎等属血虚寒凝者。

当阳虚寒凝严重时，当归四逆汤温阳力量稍显不足，我常加四逆汤；合少阳证，我常合四逆散，这是我比较常用的组方方式。

曾有言"万病不治，求之于肾"，患者里虚寒明显，这里予肾四味（枸杞子，菟丝子，补骨脂，淫羊藿）合四逆汤加强先天之本的调理。

枸杞子性平，味甘，归肝、肾经，具有滋补肝肾、益精养血、明目消翳、润肺止咳的作用；补骨脂性大温，味辛、苦，归脾、肾经，具有温肾补阳、固精缩尿、温脾止泻作用；淫羊藿性温，味辛、甘，归肝、肾经，具有补肾阳、强筋骨、祛风湿作用；菟丝子性温，味甘，归肾、肝、脾经，具有补肾益精、养肝明目作用。

---------- 案例 2 ----------

中医治疗 1 个月，免除第 3 次宫腔镜
手术之苦

患者，女，35 岁，因"两次宫腔镜手术后发现卵巢囊肿，盆腔积液"于 2021 年 9 月 10 日来诊。

患者月经不规律 6 个月，3 月份做了两次宫腔镜手术后服用黄体酮。后彩超检查示右侧卵巢囊肿 47mm×44mm，子宫内膜厚 3.5mm，盆腔积液。医生建议手术。患者因为做过两次宫腔镜手术，不愿再做手术，后经朋友介绍来诊。现症：月经不规律、周期乱，淋漓不尽、量少，痛经。手脚及后背冷，口干口苦，失眠，难以入睡，心烦，纳差。舌淡，苔白，脉沉细无力。

六经辨证：厥阴病，血虚水饮。

拟方：柴胡桂枝干姜汤合当归芍药散加附子。

方药：蒸附片 15g（先煎 1 小时），干姜 10g，炙甘草 10g，

柴胡 15g，黄芩 12g，天花粉 12g，桂枝 10g，生龙骨 45g，生牡蛎 45g，当归 10g，川芎 10g，赤芍 15g，茯苓 30g，白术 20g，泽泻 15g。10 剂，日 1 剂，水煎服。

* * *

二诊（9 月 21 日） 症状平稳，口干减轻，仍失眠，难以入睡。舌淡，脉沉细。守上方加益母草 30g、丹参 30g。10 剂，日 1 剂，水煎服。

* * *

三诊（10 月 2 日） 月经正常，痛经明显减轻，能入睡，睡眠改善，心烦轻，纳差，胃胀。守上方加陈皮 30g。10 剂，日 1 剂，水煎服。

* * *

四诊 无痛经，偶有腰痛、腰酸，口苦，胃胀减，大便偏溏。舌淡，苔白，脉沉细。复查彩超：无盆腔积液，右侧卵巢无囊肿，见生长期卵泡。

拟方：四逆汤合当归芍药散加减。

方药：蒸附片 15g（先煎 1 小时），干姜 10g，炙甘草 15g，当归 12g，白芍 15g，川芎 10g，泽泻 15g，茯苓 20g，白术 15g，菟丝子 20g，沙苑子 20g，淫羊藿 20g。14 剂，日 1 剂，水煎服。

治疗 1 个月后，患者情况基本好转，免除了第 3 次宫腔镜手术之苦。

【按语】一诊时，患者口干口苦，纳差，心烦，失眠难以入睡，考虑上有热；月经量少，痛经，手脚冷，后背冷，考虑下有寒。上热下寒在六经中归属于厥阴病。故用柴胡桂枝干姜汤，清上热，温下寒。患者痛经，月经量少，月经淋漓不尽，结合舌象，考虑血虚有水饮内停，水饮郁而化热，上扰心神而不寐，遂加用当归芍药散调理血虚水饮；加大龙骨、牡蛎的用量，一方面安神，另一方面把水饮内热潜降下来。又因患者下寒较明显，加附子，形成四逆汤，更温下焦虚寒。

《伤寒论》第147条：伤寒五六日，已发汗而复下之，胸胁满，微结，小便不利，渴而不呕，但头汗出，往来寒热，心烦者，此为未解也，柴胡桂枝干姜汤主之。"

柴胡桂枝干姜汤常用于上热下寒之厥阴病，我在临床中运用本方的体会是适用于半表半里虚寒证而见四肢厥冷、口干或苦、心下微结者。

《金匮要略·妇人杂病脉证并治第二十二》："妇人腹中诸疾痛，当归芍药散主之。"芍药微寒，主养血；泽泻甘寒，主利饮。方中诸药合用，主温中养血利饮。

二诊时，患者症状稍减轻，因其卵巢囊肿，考虑有瘀血，故在前方基础上加入了大量益母草和丹参活血化瘀。

三诊时，诸症明显好转，出现了纳差、胃胀之象，继续守方加陈皮理气健脾。

四诊时，患者已无痛经，复查B超亦未见盆腔积液和囊肿，继续以四逆汤合当归芍药散加补肾药物加强调理。

总体来讲，这个患者治疗效果还是比较好的。因为经历了两次手术，患者一诊的时候焦虑、恐惧，整个人状态不是很好，彩超结果也不太理想。经过仔细辨证和治疗，结果比较令人满意。

---- 案例 3 ----

经方治愈月经量多、淋漓不尽 7 天

患者，女，30 岁，因"月经量多、淋漓不尽 7 天"于 2021 年 10 月 9 日来诊。

患者诉本次经期提前 7 天，量多、淋漓不尽，面色、甲床苍白。第 7 天时，月经量还是很多，有血块，色鲜红。疲劳乏力，手脚冰冷，口干口苦，纳可，能入睡，二便调。舌淡，苔白；左脉沉细，右脉弦细。

六经辨证：厥阴病夹瘀。

拟方：温经汤加减。

方药：吴茱萸 10g，桂枝 10g，赤芍 10g，生姜 10g，甘草 6g，麦冬 15g，姜半夏 15g，当归 10g，川芎 6g，阿胶 10g（烊化），党参 12g，炮姜炭 10g，血余炭 10g。7 剂，日 1 剂，水煎服。

* * *

二诊（10 月 18 日） 患者诉药后已基本无出血，口干口苦减轻，疲劳乏力症状改善，仍有面色、甲床苍白。舌淡，苔白，脉沉细。守上方，去血余炭，加黄芪 10g、仙鹤草 10g、麦冬减量为 10g。7 剂，日 1 剂，水煎服。

患者用药后已无出血。

【按语】患者初诊时手足冰冷，疲劳乏力，脉沉细，为下焦虚寒的表现；寒郁化热，则出现口干口苦等上焦热证。整体辨为厥阴病，治以温经散寒，养血祛瘀，予温经汤加减。方中吴茱萸、桂枝温经散寒，治下焦虚寒；阿胶、麦冬养阴润燥，化上焦之热。患者月经淋漓不尽，出现面色、甲床苍白，疲劳乏力，舌淡，脉细等血虚之象，方中党参、甘草益气补虚。血虚则血运不畅，加之下焦虚寒，寒凝血滞，又见月经夹有血块，故考虑夹有血瘀，以当归、川芎、芍药养血祛瘀。方中半夏、生姜降逆温中，调畅中焦气机，使全身气机通达，再加炮姜炭、血余炭增强温经止血之力。二诊时患者已基本无出血，故去止血凝血之血余炭；口干口苦减轻，故麦冬减量。仍有面色、甲床苍白，故加黄芪、仙鹤草扶正补虚作为收尾。

温经汤是我常用的一首方，从六经的角度来说，其证属厥阴病，含当归芍药散、吴茱萸汤、桂枝茯苓丸、麦门冬汤诸方证合并证，在临床中可以灵活运用。本案例我考虑主要的矛盾还是以里虚寒为主，丹皮偏凉，一诊时我去掉了丹皮，整个方子偏温里养血止血，临床效果满意。

《金匮要略·妇人杂病脉证并治第二十二》："问曰：妇人年五十所，病下利，数十日不止，暮即发热，少腹里急，腹满，手掌烦热，唇口干燥，何也？师曰：此病属带下。何以故？曾经半产，瘀血在少腹不去。何以知之？其证唇口干燥，故知之。当以温经汤主之。"条文中下利指下血，推求下血不止的原因是因妇人曾半产，留下瘀血阻于少腹。瘀血浊毒停留于少腹，致使腹满里急，郁而生热，故其暮即发热，手掌烦热，唇口干燥是因血瘀津液无法上荣所致。

　　使用温经汤需要抓住"虚寒血瘀"这一症状，其治法以养血祛瘀为主，方中吴茱萸、桂枝温经散寒，通利血脉；当归、川芎、芍药、丹皮、阿胶养血活血；人参、甘草益气健脾。

―――――― 案例 4 ――――――

当孕期偶遇咳嗽咳痰

患者，女，33 岁，孕 15 周，因"咳嗽 3 个半月"于 2021 年 12 月 12 日来诊。

患者诉 3 个半月前无明显诱因出现咳嗽咳痰，无鼻塞流涕，无口干口苦，无胸胁苦满。舌淡红，苔白，脉沉细。

六经辨证：太阴病。

拟方：苓甘五味姜辛汤合二陈汤加减。

方药：陈皮 10g，茯苓 15g，生姜 10g，款冬花 10g，干姜 10g，五味子 15g，姜半夏 15g，白芍 10g，炙甘草 10g，前胡 10g，桂枝 10g，紫菀 10g。3 剂，日 1 剂，水煎服。

* * *

二诊（12 月 16 日）　仍咳嗽，有少许痰，流涕，呛咳，气喘，无明显咽干，无口干口苦。脉沉细，舌淡，苔薄黄。

六经辨证：太阳太阴合病。

拟方：射干麻黄汤加减。

　　方药： 射干 10g，炙麻黄 10g，干姜 10g，细辛 6g，五味子 15g，姜半夏 15g，紫菀 15g，款冬花 15g。3 剂，日 1 剂，水煎服。

＊　＊　＊

　　三诊（12 月 19 日） 服上药后仍咳嗽，时有欲吐，恶心，呛咳，气喘，无流涕，无口干口苦。舌尖红，苔白，脉沉细。

　　六经辨证： 太阴阳明合病。

　　拟方： 半夏厚朴汤加减。

　　方药： 姜半夏 20g，厚朴 15g，苏子 10g，苏梗 10g，生姜 10g，大枣 10g，石膏 45g，桔梗 10g，款冬花 15g，紫菀 10g。3 剂，日 1 剂，水煎服。

＊　＊　＊

　　四诊（12 月 23 日） 患者已无明显咳嗽，予停药。

　　【按语】 一诊时，患者只有咳嗽咳痰的症状，咳了 3 个半月之久，但无口干口苦、胸胁苦满，排除了病入少阳的可能。患者咳痰、脉沉细、苔白，说明水饮内停、寒饮蕴结在上焦更为明显。患者中焦虚弱，运化无力，水饮内停，水盛成寒，寒凝成痰；而寒痰的生成又影响了上焦气机的宣降，故而长期咳嗽咳痰。予苓甘五味姜辛汤加二陈汤、款冬花、紫菀、白芍、桂枝、前胡。方中干姜辛热，既温肺散寒以化饮，又温煦中焦以化湿；桂枝、生姜辛温，助干姜以温化水饮；久病易伤阴，予白芍以敛阴；五味子则收敛肺气而止咳，与干姜、桂枝、生姜同用，散而不伤正、收而不留邪；加款冬花、紫菀、前胡，加强止咳化痰、宣降肺气的作用；再予二陈汤调畅中焦气机，其中陈皮、茯苓健脾利湿行气，补益脾胃，以绝生痰之源，姜半夏降逆化痰。

二诊时，患者仍有咳嗽，痰减少了，但也出现了流涕、呛咳、气喘的症状，脉沉细，舌淡，苔薄黄。此时患者的症状又变多了，可能是患者又受邪了，但也不排除是上方治疗效果的体现。患者以寒饮蕴结上焦为主，治疗上应以温化水饮为主，而上方温化水饮的力度强，使寒饮松动，随气上逆，阻塞气道，故而呛咳、气喘、流涕也可能是温化水饮的结果。

《金匮要略·肺痿肺痈咳嗽上气病脉证治第七》："咳而上气，喉中水鸡声，射干麻黄汤主之。"此处"咳而上气，喉中水鸡声"所描述的情形同患者症状，故予射干麻黄汤加减。射干麻黄汤亦有解表之效，但大体上还是以温化太阴水饮为主。方中射干、炙麻黄降逆平喘，温阳化饮；紫菀、款冬花、姜半夏降逆化痰止咳；细辛、干姜温化水饮；五味子敛肺止咳。

三诊时，患者服用上方之后仍有咳嗽，时有欲吐、恶心、呛咳、气喘，考虑这是前两次温化水饮的结果。寒痰引动，加之上焦之气的宣降失常，气机郁滞，痰气交阻，故而呛咳、气喘，甚则引动胃气上逆，故而时有欲吐、恶心的症状，脉沉细、苔白也为水饮内停的征象。故方中用姜半夏化痰散结，和胃降逆；厚朴下气行气；苏子、苏梗舒畅气机，制痰气交阻；生姜降逆止呕，大枣健中养胃；舌尖红，考虑患者病久有化热，故而加入石膏以清里热；桔梗、款冬花、紫菀加强宣肺止咳的作用。

四诊时患者咳嗽已。

总结：这次诊疗过程真的是充分体现了中医治疗所说的"随证治之"。随患者症候反应变换方药，有效做到了"攻防兼治"。有时每一次的治疗都并非是徒劳无功，而是在为进一步的治疗做更有效的准备。

此患者是我的邻居，原来月经不调，一直未孕，调理后就怀孕了，但怀孕后一直咳嗽，就打电话给我，我考虑到她刚怀孕，不建议用太多药，但其咳嗽一直不好，反复治疗，也用过抗生素，后来咳逆上气，一躺下就咳嗽，实在难以忍受。我治疗的时候，其实压力有点大，因为孕期需要考虑的因素很多，还好经过 3 次治疗而愈。

---------- 案例 5 ----------

温经汤治疗痛经

患者，女，因"痛经 10 年"经人介绍于 2020 年 8 月 2 日来诊。

患者痛经 10 年，手足凉，身怕冷，时有头晕，有耳石症，心烦，焦躁。月经量正常，有血块，淋漓不尽达 10 余天。舌暗，舌尖有瘀斑，舌胖大、边有齿痕，苔白厚，脉沉细。

六经辨证： 厥阴病。

拟方： 温经汤加减。

方药： 吴茱萸 6g，干姜 10g，桂枝 10g，肉桂 6g，川芎 12g，当归 12g，赤芍 12g，丹皮 15g，法半夏 15g，党参 12g，甘草 6g，麦冬 30g。7 剂，日 1 剂，水煎服。

【按语】心烦、焦躁是上热的表现，怕冷、痛经是下寒的表现，故辨证为厥阴病。头晕、痛经、月经淋漓、舌尖有瘀斑、脉沉细是血虚血瘀的表现，故选用温经汤。

《金匮要略·妇人杂病脉证并治第二十二》："问曰：妇人年五十所，病下利，数十日不止，暮即发热，少腹里急，腹满，手掌烦热，唇口干燥，何也？师曰：此病属带下。何以故？曾经半产，瘀血在少腹不去。何以知之？其证唇口干燥，故知之。当以温经汤主之。"

痛经多因血虚寒凝，导致经络不通，不通则痛，临床常用当归四逆汤和温经汤。与当归四逆汤相比，温经汤证血虚寒凝更重。温经汤重在温补，当归四逆汤重在通经。当归四逆汤证的临床特点是手足逆冷，但冷不过肘膝；而温经汤证为全身都怕冷，而且血虚的表现更重。

温经汤中阿胶并不是非用不可，患者舌苔较厚，痰湿明显，为防止阿胶碍脾而弃之不用。我有很多次运用温经汤去阿胶的使用体会，效果不受影响。

第七章
肢体经络病证

案例 1

腰膝冷痛难行走，经方治疗立竿见影

患者，男，46 岁，因"腰膝冷痛，行走困难"于 2019 年 2 月 5 日来诊。

患者长期在工地上班，久居湿地，怕冷恶风，双足、膝关节冷痛，行走困难。小便清长，大便稀烂，一天两次。舌淡、边有齿痕，苔白，脉细弱。

六经辨证：少阴太阴合病。

拟方：真武汤合甘姜苓术汤加减。

方药：茯苓 30g，白芍 20g，附子 30g（先煎 1 小时），白术 20g，生姜 15g，桂枝 20g，补骨脂 20g，淫羊藿 20g，吴茱萸 15g，小茴香 10g，白豆蔻 20g，干姜 15g。4 剂，日 1 剂，水煎服。

4剂而愈。

【按语】患者久居湿地，怕冷恶风，双足、膝关节冷痛，行走困难，小便清长，脉细弱，辨为少阴病；大便稀烂，一天两次，舌淡、边有齿痕，苔白，脉细弱，辨为太阴病，考虑为少阴太阴合病。寒湿凝滞经脉，腰部受寒，湿滞不通，病程缠绵。

《伤寒论》第316条："少阴病，二三日不已，至四五日，腹痛，小便不利，四肢沉重疼痛，自下利者，此为有水气，其人或咳，或小便利，或下利，或呕者，真武汤主之。"

我临床运用真武汤的经验：阳虚，以腹痛、头痛头晕、怕冷、腰痛、关节疼痛、小便不利，舌胖大、边有齿痕，苔白腻为主症。

《金匮要略·五脏风寒积聚病脉证并治第十一》："肾著之病，其人身体重，腰中冷，如坐水中，形如水状，反不渴，小便自利，饮食如故，病属下焦，身劳汗出，衣（一作表）里冷湿，久久得之，腰以下冷痛，腹重如带五千钱，甘姜苓术汤主之。"

我临床运用甘姜苓术汤的经验：腰酸痛，冷痛，沉重，舌胖大，苔白，脉弱，即典型的太阴病，以寒湿凝滞于腰部，寒收引而疼痛，湿留滞经脉而沉重为主症。

因治疗"肾著［著，在此处音义同'着'（zhuó），意为留滞附着］"之病，甘姜苓术汤又名肾着汤，方中干姜、甘草温化水饮，茯苓、白术利小便，化水湿，治疗寒湿腰痛药证相符。故此案例运用真武汤合肾着汤加减治疗取得了立竿见影的效果。

—————— 案例 2 ——————

麻黄附子细辛汤合肾着汤治疗强直性脊柱炎

患者，女，35 岁，因"腰骶部疼痛僵硬 3 年"于 2021 年 12 月 30 日来诊。

患者原来诊断为强直性脊柱炎，经过各种治疗后好转，但是由于不能坚持治疗，半个月后加重。现症：腰骶部疼痛，僵硬，怕冷，手脚冷，纳可，大便黏，口干甜。舌胖大，齿痕舌，脉沉细无力。

六经辨证：少阴太阴合病，表阴证，里虚寒，水饮内停。

拟方：麻黄附子细辛汤、肾着汤合芍药甘草汤。

方药：炒附片 15g（先煎 1 小时），麻黄 6g，细辛 10g，茯苓 45g，干姜 15g，白术 30g，炙甘草 15g，葛根 75g，白芍 30g。3 剂，日 1 剂，水煎服。

* * *

二诊（2022 年 1 月 4 日） 腰骶部疼痛明显减轻，僵硬感减少，手脚冷减轻，大便偏烂，脉沉细，舌淡，苔白，守上方加淫羊藿 30g、巴戟天 30g。4 剂，日 1 剂，水煎服。

* * *

三诊（1 月 18 日） 腰骶部疼痛减轻好转，僵硬减，面色红润，大便稀，头痛，脉沉细。守二诊方加川芎 20g、补骨脂 20g。5 剂，日 1 剂，水煎服。

* * *

三诊（3 月 30 日） 症状已经明显改善，腰骶部僵硬减轻，脉沉细，舌淡润。守初诊方，加巴戟天 30g、淫羊藿 30g，3 剂，日 1 剂，水煎服。

* * *

四诊（4 月 8 日） 疼痛已经明显减轻，僵硬好转，守三诊方加葛根 90g。5 剂，日 1 剂，水煎服。

* * *

五诊（5 月 26 日） 症状平稳，无明显腰痛，腰骶部僵硬已经明显改善。舌淡润，苔白。守四诊方，葛根增至 120g。3 剂，水煎服。由于经济原因，叮嘱患者隔天服 1 剂，服完 3 剂后，如继续服用，可慢慢改为 2 天 1 剂、3 天 1 剂。

【按语】患者腰骶部僵硬、疼痛，怕冷，辨为少阴病；四逆，大便黏，舌胖大，齿痕舌，脉沉细无力，辨为太阴病，里虚寒证。

患者初次来诊的时候，总是担心治疗不好，很焦虑，也许因为治疗了太久，看不到治愈的希望。这个病的确不太好治，患者以前的治疗都是以补肾为主，而患者有明显的表阴证，我用麻黄附子细辛汤温阳解表，打开通路；腰部疼痛、僵硬，用芍药甘草汤、肾着汤祛寒湿，柔痉止痛。

麻黄附子细辛汤在经方理论体系中属于治疗少阴病夹饮的方，方中麻黄解表散寒，附子温阳，细辛温化水饮。

芍药甘草汤出自《伤寒论》第29条："伤寒脉浮，自汗出，小便数，心烦，微恶寒，脚挛急，反与桂枝欲攻其表，此误也。得之便厥，咽中干，烦躁，吐逆者，作甘草干姜汤与之，以复其阳。若厥愈足温者，更作芍药甘草汤与之，其脚即伸。若胃气不和，谵语者，少与调胃承气汤。若重发汗，复加烧针者，四逆汤主之。"

老年人多伴有阳虚的表现：手脚冷，下肢冷，夜尿频，大便稀，舌淡，苔白，脉沉细。我会加附子，形成芍药甘草附子汤。此方在治疗痉挛性疼痛，如胃肠痉挛、胆绞痛、肾绞痛等内脏痉挛性疼痛时，用得也比较多。我曾治疗一胆囊结石引起的腹痛，在大柴胡汤基础上重用芍药甘草汤，治愈后腹痛未再发作。

《金匮要略·五脏风寒积聚病脉证并治第十一》："肾著之病，其人身体重，腰中冷，如坐水中，形如水状，反不渴，小便自利，饮食如故，病属下焦，身劳汗出，衣（一作表）里冷湿，久久得之，腰以下冷痛，腹重如带五千钱，甘姜苓术汤主之。"本方证是理中汤证的兼夹证，缘于脾阳不足，寒湿之邪随三阴经脉留着腰部，阳气痹着不行。

---------- 案例 3 ----------

孕期膝关节肿痛，经方治疗效果显著

患者，女，45 岁，因"左膝关节肿痛 4 年"于 2021 年 6 月 9 日来诊。

患者诉怀孕的时候不小心摔倒，伤及左膝关节，当时未予注意，后慢慢出现左膝关节肿痛。现左膝关节红肿热痛明显，膝关节有积液，皮肤温度不高，每次行走前都要把脚伸一下才能行走，有时疼痛而不能行走，怕冷，无鼻塞流涕，无咳嗽咽痛，口干，无口苦，无胸胁胀满不适，无腹痛腹泻，纳可，小便清长，夜尿多，大便正常。舌尖红，苔白中腻，脉沉细。

六经辨证：少阴太阴阳明合病。

拟方：桂枝芍药知母汤加减。

方药：桂枝 15g，石膏 15g，茯苓 30g，甘草 10g，防风 10g，干姜 10g，知母 10g，麻黄 10g，枳实 10g，白芍 20g，白术 20g，大枣 10g，附子 15g（先煎 1 小时）。5 剂，日 1 剂，水煎成 600 毫升，分 3 次服。

* * *

二诊 症状明显好转，膝关节疼痛减轻，肿胀明显消退，咽喉略干热。舌不红，苔中腻好转。守上方去干姜、附子，加伸筋草30g、淫羊藿20g。

二诊后守方10余剂，患者愈。

【**按语**】患者左膝关节红肿热痛，口干，为阳明病表现；膝关节有积液、肿胀，为太阴病表现；膝关节疼痛4年，小便清长，怕冷，为少阴病表现；舌尖红，苔白中腻，脉沉细，为脾肾阳虚阳明有热的表现。综合考虑为少阴太阴阳明合病。

《金匮要略·中风历节病脉证并治第五》："诸肢节疼痛，身体尪羸，脚肿如脱，头眩短气，温温欲吐，桂枝芍药知母汤主之。"故本案运用桂枝芍药知母汤治疗。

我临床运用本方的经验：以关节红肿热痛、怕冷，关节不能屈伸，不能行走，舌胖大、边有齿痕，脉沉弦细为主症。

二诊时患者症状明显好转，咽干热，寒已去，故去附子、干姜，加伸筋草、淫羊藿。

---------- 案例 4 ----------

黄芪桂枝五物汤治疗偏侧肢体麻木

患者，女，62 岁，因"右侧肢体麻木 2 个月"于 2021 年 7 月 12 日来诊。

患者在 2 个月前出现右侧肢体乏力、麻木，在当地医院诊断为脑梗死，经过治疗，症状缓解，乏力明显改善，但一直有肢体麻木，西医认为跟梗死的病灶有关。现患者右侧肢体麻木，乏力，口干口苦，大便 2~3 日一次、干结，尿频，失眠，难以入睡。舌胖大，水滑舌，苔白，脉弦细。

六经辨证：厥阴病。

拟方：柴胡桂枝干姜汤合黄芪桂枝五物汤加减。

方药：柴胡 18g，黄芩 15g，桂枝 20g，生龙骨 30g，生牡蛎 30g，干姜 12g，茯苓 30g，生白术 45g，炙甘草 15g，黄芪 90g，白芍 30g，大枣 20g，生姜 45g。7 剂，日 1 剂，水煎服，分 3 次服用。

＊　＊　＊

二诊　口干口苦减轻，大便 2 天一次，尿频有所好转，肢体麻木改善不明显，小便每天 2 次，能睡 4~5 小时。守上方 7 剂，日 1 剂，水煎服。

＊　＊　＊

三诊　无口干口苦，失眠好转，大便每天一次，肢体麻木改善不明显，舌淡，苔白，脉细弱。因麻木比较难受，而其他症状好转，患者要求专治麻木。守上方去柴胡桂枝干姜汤。

拟方：黄芪桂枝五物汤加减。

方药：丹参 30g，独活 30g，牛膝 30g，鸡血藤 30g，黄芪 120g，桂枝 20g，生白术 45g，炙甘草 15g，白芍 30g，大枣 20g，生姜 45g。10 剂，日 1 剂，水煎服。

【按语】黄芪桂枝五物汤临床上经常运用，是治疗血痹身体麻木不仁的一首方，神经内科其实很怕治疗麻木这个病，尤其对于脊髓病变后遗症，神经内科没有好办法。而脑梗死患者会以麻木为首发症状，过了急性期患者的麻木症状缓解并不明显。

黄芪桂枝五物汤治疗麻木是以补气通络、活血通络、调营卫为主的，对阳虚寒湿引起的麻木不合适。在一诊中患者口干口苦为上热证，这里容易受口苦的影响辨为少阳证，但是患者舌胖大，水滑舌，尿频，下寒表现明显，说明这个口干口苦很有可能是水饮化热而导致的，故辨为上热下寒的厥阴病。我们在辨证时要与在半表半里的少阳证区别开来，两者的病位相同，但是病性却不一样。厥阴证为在半表半里的阴证，少阳证为半表半里的阳证。

患者肢体麻木，以大剂量黄芪配合桂枝走表通络；茯苓、白术渗利水湿，大量白术还可润肠通便。在运用黄芪桂枝五物汤的时候，黄芪、生姜的剂量是关键，我在临床中运用此方的时候，运用过小剂量，也运用过大剂量，大剂量（黄芪30~120g，桂枝15~45g，白芍30~45g，生姜30~60g）的效果比较明显，当然这也只是我个人的体会，这几味药的配比也很关键。二诊时患者口干口苦减轻，印证了一诊时的口干口苦是由水饮郁热导致的。患者各方面症状较前明显好转，故继续守上方治疗。三诊时患者的主要症状为肢体麻木，故以黄芪桂枝五物汤加一些活血通络及祛风湿的药物。用这首方加减，陆续服用3个月，麻木已不是大碍，肢体乏力基本恢复。

黄芪桂枝五物汤可以治疗很多临床常见病，如颈椎病、腰椎间盘突出、肌肉萎缩、神经炎、半身不遂、运动神经元病等，只要辨证准确，疗效还是可以的。有些患者病程较长，服药时间也相对较长，对患者来说也是一个考验。

—————— 案例 5 ——————

经方半月治愈老年膝关节疼痛

患者，女，88 岁，因"双下肢膝关节以下疼痛、麻木、乏力"于 2021 年 8 月 10 日来诊。

患者双下肢膝关节以下疼痛、麻木、乏力，气短，口中和，纳可，大便可，小便数。舌淡红，苔白；左脉弦，右脉稍弦。

六经辨证：太阴病夹痰饮。

拟方：黄芪桂枝五物汤合芍药甘草汤加减。

方药：黄芪 60g，桂枝 30g，白芍 30g，生姜 30g，大枣 10g，炙甘草 10g，淫羊藿 15g，伸筋草 15g，茯苓 40g，苍术 30g，木瓜 15g。3 剂，日 1 剂，水煎服。

* * *

二诊（8 月 14 日） 患者诉双下肢疼痛明显缓解。以原方加减调理半月而痊愈。

【按语】芍药甘草汤是缓急止痛的常用方，芍药甘草汤配伍伸筋草和木瓜，能增强舒筋活络、缓急止痛之功效。

《伤寒论》第29条："伤寒脉浮，自汗出，小便数，心烦，微恶寒，脚挛急，反与桂枝欲攻其表，此误也。得之便厥，咽中干，烦躁，吐逆者，作甘草干姜汤与之，以复其阳。若厥愈足温者，更作芍药甘草汤与之。"

用甘草干姜汤温中，健胃，生津液，阳回肢暖后，再用芍药甘草汤缓急止痛，治疗脚痉挛。

脚痉挛，也就是民间常说的脚抽筋，患者一般会服用钙片治疗，其实效果不明显，可以在芍药甘草汤基础上辨证治疗，达到理想的效果。

黄芪桂枝五物汤是我们脑病科常用的一首方子，门诊及住院的患者以手麻为主证者，与黄芪桂枝五物汤方证契合。我一般结合刺络放血来治疗，效果非常好。

黄芪桂枝五物汤出自《金匮要略·血痹虚劳病脉证并治第六》："血痹，阴阳俱微，寸口、关上微，尺中小紧，外证身体不仁，如风痹状，黄芪桂枝五物汤主之。"

黄芪桂枝五物汤原方：黄芪（三两），芍药（三两），桂枝（三两），生姜（六两），大枣（十二枚）。上五味，以水六升，煮取二升，温服七合，日三服。（一方有人参）

本方是在桂枝汤基础上加了三两黄芪，同时生姜加到六两，去了炙甘草。

在临证运用黄芪桂枝五物汤时，要抓住肢体麻木、汗出恶风、脉浮细这些关键点。

---案例 6---

桂枝加附子汤治疗四肢痉挛 7 个月

患者，女，62 岁，是我所授课的老年大学保健班的学生，因"四肢痉挛 7 个月"于 2021 年 11 月 11 日来诊。

患者诉 7 个月前无明显诱因出现四肢痉挛，下肢冷麻，脚心热，无鼻塞流涕，汗出多，口干，后背冷，自觉怕冷，胸闷，无胸痛，口不苦，纳可，大便不成形。舌胖大、边有齿痕，苔白；左脉沉细，右脉弦细、沉细。

六经辨证：少阴太阴合病夹饮。

拟方：桂枝加附子汤合四君子汤加减。

方药：蒸附片 15g（先煎 1 小时），桂枝 15g，白芍 15g，生姜 10g，大枣 10g，炙甘草 10g，伸筋草 30g，淫羊藿 30g，苍术 30g，干姜 15g，党参 15g。4 剂，日 1 剂，水煎服。

* * *

二诊（11 月 15 日） 四肢痉挛减轻，左侧肢体外侧游走性疼痛，下肢无冷痛，怕冷，汗出减，无后背冷，大便成形，无胸闷。舌胖大，苔白润，脉沉细、细弦。

六经辨证：少阴病。

拟方：桂枝加附子汤合桂枝加葛根汤加减。

方药：炒附片 30g（先煎 1 小时），葛根 60g，独活 10g，防风 10g，羌活 10g，桂枝 30g，白芍 30g，炙甘草 45g，生姜 15g，大枣 15g。7 剂，日 1 剂，水煎服。

12 月 10 日，患者带另一患者来就诊，问之，曰各项症状已无。

【按语】该患者一诊时四肢痉挛，汗出多，下肢冷麻，怕冷，后背冷，脚心热，脉总体是沉细的，辨为少阴病；下肢冷，大便不成形，苔白，辨为太阴病里虚寒；胸闷，口干，舌胖大、边有齿痕，与太阴水饮郁滞有关。表未解，汗出多，津液丧失，则会出现痉挛；阳气虚弱，不能维持正常的蒸腾气化，水饮不化，津液不能上承则口干，郁在胸中则胸闷。予桂枝加附子汤合四君子汤加减，调和营卫，扶阳固表，健运中焦。附子辛温，为一有力的温中、祛寒、逐湿药，尚有扶阳固表、振兴代谢机能的作用。温经扶阳，温煦阳气，阳气得复，肌表自固，不仅外邪可解，而且漏汗自止。加干姜，有四逆汤的含义，加强温化水饮的力度。凡阳气不足、脾运衰败者，必以大力温中复脾为治，干姜辛热守中，温补脾寒以增其热能，使气健运复则寒气化而阳气布；而四君子汤加强健运。表陷于阴证，桂枝加附子汤即治桂枝汤证而现少阴证者。生姜、大枣、甘草健胃生津液。苍术味辛、苦，性温，燥湿健脾，祛风散寒。加伸筋草、淫羊藿，与桂枝汤、芍药甘草汤形成常用治疗抽筋、拘急的方，效果很好。

二诊各项症状已减，已无后背冷，汗出减。左侧肢体外侧游走性疼痛，舌胖大，苔白润，脉还是沉细为主，考虑风湿在表，阳气不足。予桂枝加附子汤合桂枝加葛根汤，加上羌活、独活、防风等祛风引经药。一诊通过温扶阳气，效果出，但考虑药味太轻，难以克敌。二诊附子加量，加强温化。芍药、甘草亦加大剂量，缓急止痛。葛根味甘、性平。可生津止渴，主消渴、身大热、呕吐、诸痹。

在辨证治疗的基础上，要注意引经药的运用。如：

上肢：桂枝、羌活。

下肢：独活、牛膝、桑枝。

项背：葛根、鹿衔草、狗脊。

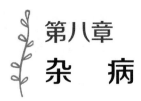

第八章
杂 病

— 案例 1 —

牙火须辨虚与实——潜阳法治疗牙痛

患者，女，54 岁，因"牙痛 3 天"于 2021 年 11 月 2 日来诊。

患者诉 3 天前出现牙痛，以左侧智齿为主，平卧时疼痛明显，夜卧不安，于当地诊所用药未见好转，后经人介绍来诊。既往有高血压病史。现症：牙龈红肿疼痛，服用消炎药后好转不明显，恶心呕吐，咽红，失眠，难以入睡，小便黄。舌胖大，脉沉细无力。

六经辨证：太阴阳明合病。

拟方：四逆汤、封髓丹合生三石加减。

方药：蒸附子 15g（先煎 1 小时），干姜 15g，炙甘草 30g，生龙骨 30g，生牡蛎 30g，生磁石 30g，黄柏 10g，砂仁 15g，牛膝 20g，半夏 15g，细辛 10g。3 剂，日 1 剂，水煎服。

患者服药 3 剂后，已无牙痛。

【按语】患者牙龈肿痛，咽红，小便黄，显示出一派热象，可辨为阳明病；但用消炎药后缓解不明显，舌胖大，脉沉细无力，考虑为太阴病。牙龈肿痛、咽红亦可理解为里有饮有寒，饮邪无出路，郁而化热所致。整体分析可辨为太阴阳明合病。

《伤寒论》第 225 条："脉浮而迟，表热里寒，下利清谷者，四逆汤主之。"

本方证是典型的太阴病证，其辨证要点为四逆、脉微欲绝里虚寒甚。

临床中这类患者很多，当我们看到牙龈肿痛、口干、舌尖红、口渴、烦躁、小便黄、鼻流脓涕、咳脓痰等热象，要警惕不是真正的上火，审视患者有无下寒或阳气不足，如果患者出现手脚冰冷或下肢冷，大便长期不成形，吹空调难受，脉沉细无力，舌胖大、水滑等一派下焦虚寒景象，我们可以判定此时的火为虚火，此时的病为虚火上炎灼伤脉络，炼液为痰所致。这时治疗要引火归元，运用潜阳温阳的方法，以四逆汤温阳回阳，封髓丹降虚火，生三石（生龙骨、生牡蛎、生磁石）潜降阳气。

这类虚火如果单纯用清热解毒方法来治疗，往往容易损伤脾胃，致使中焦虚寒，脾失健运，水湿停滞，形成伏饮、伏痰、伏邪。再感外邪时，易牵动里饮，造成疾病缠绵难愈。所以我们用清热解毒之法时，一定要注意温下寒。

现在很多疾病，特别慢性病，很多都是寒饮、水饮、瘀血等夹杂在一起，有时治疗也比较棘手。本案取得较好的效果，也是因为注重整体辨证，以阴阳作为抓手，注意寒热夹杂、虚实夹杂的情况。患者确实有阳明之热，但不典型，通过全身症候反应判断出有下寒、水饮的表现，所以用潜降的方法使虚火复归其位，牙痛就治愈了。

案例 2

柴胡桂枝干姜汤合乙字汤治疗痔疮出血

患者，男，67 岁，因"痔疮出血 5 天"于 2022 年 2 月 10 日来诊。

患者诉 5 天前出现痔疮出血，色红，不痛。大便正常，口干，不苦，胸不闷，能入睡，夜尿 2 次，四逆。舌红，苔黄腻，脉沉细。

六经辨证：厥阴病。

拟方：柴胡桂枝干姜汤合乙字汤加减。

方药：柴胡 15g，肉桂 6g，干姜 10g，黄芩片 10g，天花粉 10g，炙甘草 10g，生牡蛎 20g，当归 10g，水蛭 10g，火麻仁 20g，升麻 6g，槐花 15g。5 剂，日 1 剂，水煎服。

* * *

二诊（2 月 15 日） 出血减少，四逆。守上方 7 剂，日 1 剂，水煎服。

3 月 10 日患者因头晕来诊，诉其痔疮已经不再出血，大便正常。

【按语】患者口干，舌红，为上热；夜尿频，四逆，脉沉细，考虑为下寒，在六经辨证上考虑厥阴病，寒热夹杂，选方运用柴胡桂枝干姜汤合乙字汤加减，取得了比较好的效果。

"乙字汤"为日本原南阳氏治疗各种痔疮的良效验方。

原方：大黄 1g，柴胡 5g，升麻 1.5g，甘草 2g，黄芩 3g，当归 6g。

以本方治疗各种痔疮，一般服 5~10 剂，即可收到止痛、止血、痔核逐渐内收之效。

内痔、混合痔出血使用该方时，常在原方的基础上加用地榆、槐花等止血药以增强止血功效。

根据日本医学家筱原央的研究，乙字汤对肛门水肿有非剂量依赖性的抑制作用。其抗炎作用类似于消炎痛（吲哚美辛），该研究结果从药理学方面证实了乙字汤治疗痔疮炎症水肿疼痛的疗效是可靠的。

方中升麻、柴胡升阳举陷固脱，适用于气虚下降所致的内痔、混合痔脱出。气虚之证明显者，可加大二药的用量以增强疗效。

便秘是痔疮患者常见的症状和诱因，该方还有很好的润肠通便作用，常常一剂见效，且不会致泻，可见该方组方之妙。

---- 案例 3 ----

大青龙汤治疗荨麻疹 2 周

患者，女，38 岁，因"荨麻疹 2 周"于 2021 年 11 月 11 日来诊。

患者 2 周前出现荨麻疹，遇寒加重，心情烦躁，服用西替利嗪后症状缓解，第二天又发作，经朋友介绍来诊。现症：荨麻疹成片、痒。恶寒，口干，烦躁，无汗，心烦，无口苦，纳可，寐差。舌淡红，苔白，脉浮紧。

六经辨证：太阳阳明合病。

拟方：大青龙汤。

方药：麻黄 18g，桂枝 10g，杏仁 10g，生姜 10g，大枣 4 枚，炙甘草 6g，石膏 45g。2 剂，日 1 剂，水煎服。

* * *

二诊（11 月 14 日） 患者服药后皮肤痒明显减轻，汗出，烦躁已不明显。舌淡，苔白，脉浮。

拟方：桂枝麻黄各半汤加减。

方药：桂枝 10g，杏仁 6g，白芍 10g，生姜 3 片，大枣 4 枚，炙甘草 6g，刺蒺藜 10g，防风 10g，荆芥 10g。3 剂，日 1 剂，水煎服。

后患者因头晕来诊，述说荨麻疹至今未再发作。

【按语】恶寒，无汗，皮肤痒，脉浮紧，考虑太阳病；烦躁，口干，考虑阳明里热。整体辨为太阳阳明合病。

《伤寒论》第 38 条："太阳中风，脉浮紧，发热恶寒，身疼痛，不汗出而烦躁者，大青龙汤主之。若脉微弱，汗出恶风者，不可服之，服之则厥逆，筋惕肉𥆧，此为逆也。"

本条文是论述太阳阳明表里合病治疗的思路。

太阳中风，其实不是中风，这里有鉴别的意思，为什么呢？跟后面脉微弱，汗出恶风少阴鉴别，也是跟太阳中风鉴别的含义，仲景书处处体现阴阳的思维，表分阴阳。

脉紧、身痛、无汗三大证具备，为太阳伤寒证。

烦躁，属于热证，为阳明里热，外寒内热为其核心病机特点。

大青龙汤原方：麻黄（去节）六两，桂枝（去皮）二两，甘草（炙）二两，杏仁（去皮、尖）四十枚，生姜（切）三两，大枣（擘）十枚，石膏（碎）如鸡子大。上七味，以水九升，先煮麻黄，减二升，去上沫，内诸药，煮取三升，去滓，温服一升，取微似汗。汗出多者，温粉粉之。一服汗者，停后服。若复服，汗多亡阳，遂虚，恶风烦躁，不得眠也。

麻黄汤中麻黄用三两，大青龙汤中麻黄用六两，倍用以增強发汗之功。

后文指出"若脉微弱，汗出恶风者，不可服之，服之则厥逆，筋惕肉𥉠，此为逆也"。

因大青龙汤中麻黄量大，若为表虚证、少阴病，不可使用。若使用，则会出现大汗亡阳损阴等。

临床中我运用大青龙汤比较多，治疗失眠、鼻窦炎、头晕、头痛等表现为外寒里热的疾病都可以运用，只是用这个方时辨证很关键。本方对于体质壮实者比较合适，不能发汗过度，一般两三剂后，我就会转方。我有个患者服多了一剂，用桂枝加附子玉屏风散才止住汗。石膏的比例也很重要，石膏一来可以清阳明里热，二来可以抑制麻黄过度发汗（因为我用麻黄剂量较大，18g）。二诊用桂枝麻黄各半汤收尾属于常规治疗。

---------- 案例 4 ----------

口干不全是阴虚火旺

患者，女，48岁，因"口干1个月"于2021年5月5日来诊。

患者诉口干1个月，口腔没有唾液分泌，上腭很干，咽喉疼痛，心烦，无口苦，寐差。有糖尿病病史，用胰岛素治疗，剂量非常小。有肿瘤病史，住院治疗，效果不甚明显。舌淡红，苔白；左脉沉细、重微，右脉沉细微。

六经辨证： 少阳太阴合病。

拟方： 四逆汤合四君子汤加减。

方药： 熟附子15g（先煎1小时），干姜15g，炙甘草15g，人参15g，茯苓45g，白术30g，乌梅30g，油桂6g，黄连10g，生半夏20g。3剂，日1剂，水煎服。

* * *

二诊（5月10日） 左脉沉细弱，右脉细微，口干减轻，自觉有唾液分泌，上腭依然干，咽喉疼痛减轻。舌淡，水滑舌。

拟方：四逆汤、四君子汤合五苓散加减。

方药：熟附子 20g（先煎 1 小时），干姜 20g，炙甘草 20g，人参 15g，茯苓 45g，白术 30g，乌梅 30g，肉桂 6g，生牡蛎 30g，生龙骨 30g，猪苓 20g，泽泻 30g，桔梗 15g。3 剂，日 1 剂，水煎服。

* * *

三诊（5 月 14 日） 口干减轻，有唾液分泌，咽痛好转，膝软，舌、脉变化不大，守上方调整剂量，熟附子增至 30g，干姜增至 30g，炙甘草增至 45g。6 剂，日 1 剂，水煎服。

* * *

四诊（5 月 20 日） 口干进一步好转，无咽喉疼痛，能入睡，膝软好转，口淡。舌淡，苔白，尺脉较前有力。

拟方：四逆汤合四君子汤加减。

方药：附子 30g（先煎 1 小时），干姜 30g，炙甘草 45g，茯苓 45g，白术 30g，生龙骨 30g，生牡蛎 30g，生磁石 30g，人参 15g，乌梅 30g，菟丝子 30g，沙苑子 30g，肉桂 6g，山药 60g，仙鹤草 30g。7 剂，日 1 剂，水煎服。

* * *

五诊（5 月 28 日） 已经基本感觉不到口干难受，口淡。因为症状好转，心烦焦虑减轻（平时有一点点症状就容易焦虑、紧张、担心），乏力。舌淡，苔白，脉细弱。守四诊方加黄芪 45g，7 剂，日 1 剂，水煎服。

* * *

六诊（6 月 5 日） 症状已经不显，腰膝乏力好转（既往有腰椎病史）。舌淡，苔白，脉沉细。守五诊方加牛膝30g。7剂，日1剂，水煎服。

【按语】《伤寒论》第263条："少阳之为病，口苦，咽干，目眩也。"患者口干明显，咽喉疼痛，心烦，是很明显的上热表现；但是患者脉沉细微，表明患者素体阳虚，上热下寒明显，寒热错杂，故辨为少阳太阴合病。患者的口干也并非由于体内阴虚火旺所致，而是下焦太寒，阳气太弱，不能蒸腾津液上承，虚阳上浮，阴不敛阳引起的。

此时的治疗思路是以时时固护阳气、健运中焦为主，兼顾上热症状。《伤寒论》第225条："脉浮而迟，表热里寒，下利清谷者，四逆汤主之。"故选用四逆汤温阳散寒，改善患者阳虚症状，同时选用四君子汤，取其补脾益气之效。加乌梅滋阴生津，油桂助阳补虚，引火归元。

二诊时患者水滑舌，水湿较重。《伤寒论》第71条："太阳病，发汗后，大汗出，胃中干，烦躁不得眠，欲得饮水者，少少与饮之，令胃气和则愈。若脉浮，小便不利，微热消渴者，五苓散主之。"故加用五苓散温阳化气，利湿行水。

本案根据不同时期症候反应，重点针对阳气虚衰、中焦虚寒，益气健脾，祛湿补肾，注重先后两本，终取得比较好的效果。其实在治疗的过程中，我的压力也很大，我深知患者体质虚寒、阳气虚损，不能再用过于寒凉的药物，同时还要兼顾其睡眠、情绪等。

案例 5

3 剂麻黄连翘赤小豆汤治愈全身皮疹瘙痒

患者，男，46 岁，因"全身皮疹，瘙痒 3 天"于 2021 年 6 月 25 日来诊。

患者输液后出现全身皮疹，瘙痒，皮疹为小点点，不成团块，分布在身体各个部位。无鼻塞流涕，汗出，口干口苦，胃胀，纳可，大便正常，因身痒而难以入睡。舌尖红，苔黄厚腻；左脉浮、沉细、细弱，右脉沉细、细弱。

六经辨证：太阳阳明太阴合病。

拟方：麻黄连翘赤小豆汤加减。

方药：桑白皮 10g，荆芥 10g，防风 10g，连翘 15g，赤小豆 15g，当归 15g，大枣 10g，刺蒺藜 10g，徐长卿 15g，蝉蜕 10g，地肤子 10g，茯苓 20g。3 剂，日 1 剂，水煎服。

* * *

二诊 患者诉无瘙痒，无皮疹，无口干口苦，无胃胀，予停药。

【按语】患者出现皮疹，瘙痒，脉浮，考虑有表证，是湿聚在表而形成的瘙痒。从中医的角度看，输液是将寒的液体输进体内，对于一些实热证是很有效的，但对于本身就体虚的人来说，输液可能会导致更多其他症状，而且所输的液体在素体虚弱的情况下很容易瘀在体内形成湿邪。《伤寒论》第1条："太阳之为病，脉浮，头项强痛而恶寒。"头项强痛是由于湿存于表所致，所以虽然患者的症状在太阳病提纲证中不明显，但本质是一样的。

从脉象来看，患者脉沉细弱，乃是虚象，在六经辨证中，存在虚象的情况我们都能考虑为太阴病，故辨有太阴病存在。《伤寒论》第262条："伤寒，瘀热在里，身必黄，麻黄连翘赤小豆汤主之。"这是治疗太阳病的一首方，其中"瘀热在里"表明内有湿热，表有发黄，而表的这种黄是由于湿热而引起的。看到了这个本质，再回归本案患者，舌尖红，苔黄，一样有热，一样存在表证，本质相同，故选用麻黄连翘赤小豆汤。但患者有汗，考虑了很久，去了麻黄，加了荆芥、防风以加强解表。

患者口干口苦，我没有考虑少阳病，因为只有孤证，脉象也不支持，我想看看服药后的反应。里虚有水饮，用赤小豆、当归、茯苓，其他的都是对症治疗的药物，如徐长卿、蝉蜕、地肤子等。复诊的时候，患者皮疹、瘙痒都没有了，口干口苦也没有了。

中医治病，无论各家说法如何，都要自己细细临证体会、实践，详细问诊，详细的四诊资料都是需要自己仔细收集并记录的。每个个体都是不同的，在处理兼证时，可以先开3剂药看看，表解后还有没有症候反应，二诊时根据症候反应再辨六经、辨方证，中医的独特之处就在于辨证施治、随证用药。

案例 6

经方高效治愈口腔溃疡、头晕

患者，女，42岁，因"口腔溃疡、头晕3天"于2021年11月10日来诊。

患者诉头晕3天，天旋地转，无恶心呕吐，经服药、输液治疗未见好转。头晕，口干口苦，心烦，急躁易怒，口腔溃疡，四逆，大便稀。舌淡、水滑，苔白浊，脉沉细。

六经辨证：少阳太阴合病。

拟方：四逆汤、四逆散、苓桂术甘汤合泽泻饮加减。

方药：蒸附片15g（先煎1小时），干姜15g，炙甘草15g，生龙骨30g，生牡蛎30g，生磁石30g，茯苓30g，泽泻20g，桂枝20g，白术20g，柴胡15g，枳实15g，白芍15g。5剂，日1剂，水煎服。

服药后，已经无头晕，无口干口苦，无口腔溃疡。

【按语】患者主要是来治疗头晕、口腔溃疡的，六经不难辨，考虑少阳太阴合病。师弟师妹问我可不可以用甘草泻心汤呢？口腔溃疡确实很多为甘草泻心汤证，临床中部分患者屡用屡效。甘草泻心汤证在经方理论体系中属于厥阴病，上热下寒，胡希恕先生常用甘草泻心汤加石膏。

本案患者大便稀，四逆，脉沉细，为阳气虚衰，水饮冲逆，虚火上灼口腔而成溃疡；口干口苦，心烦，急躁易怒，为邪郁于少阳。用四逆汤温阳；苓桂术甘汤、泽泻饮温化水饮；加生龙骨、生牡蛎、生磁石镇静安神潜降；四逆散和解少阳。辨证准确，故疗效明显。

—— 案例 7 ——

反复口腔溃疡，服 4 剂中药而解

患者，男，65 岁。因"反复口腔溃疡 6 月余"于 2021 年 9 月 24 日来诊。

患者诉 6 个月前无明显诱因出现口腔溃疡，以上腭为主，使用地骨皮、西瓜霜等清热解毒药物和抗生素等治疗，症状好转，但反复发作，口干口苦，大便正常。舌淡，苔白，脉沉细。

六经辨证：厥阴病。

拟方：四逆汤、甘草泻心汤合四君子汤加减。

方药：蒸附片 15g（先煎 1 小时），干姜 15g，党参 20g，炙甘草 30g，姜半夏 15g，肉桂 6g，黄连 10g，黄芩 10g，生牡蛎 45g，生龙骨 45g，茯苓 30g，生白术 20g。4 剂，日 1 剂，水煎温服。

4 剂后已痊愈。

【按语】口腔溃疡也称"口疮"，是指出现在内唇、上腭以及舌颊等部位黏膜上，呈圆形或椭圆形的溃疡疼痛点。复发性口腔溃疡也叫复发性阿弗他溃疡、经常性口腔溃疡，其最重要的特点是反复发作，溃疡有间隔期和自愈性。患者反复口腔溃疡，口干口苦，服用清热解毒等药物效果不佳，说明此非实热（火），而是虚热（火），虚火上炎，灼伤口腔黏膜，故而非在半表半里的少阳证。舌淡、苔白、脉沉细为阴证，结合患者症状及舌、脉象，辨为在半表半里的厥阴证。反复口腔溃疡，虚火上炎，需将火引下来，故用甘草泻心汤清上温下，加生龙骨、生牡蛎温阳潜降；患者舌淡，苔白，脉沉细，说明中焦虚寒，运化无力，需健运中焦，利水渗湿，故合四君子汤健运中焦，加茯苓、白术健脾利水渗湿；患者中焦虚寒，水湿痰饮积聚，故用四逆汤加肉桂温阳化饮。

本案患者从整体表现来讲，下寒的症状不典型，但是已经反复治疗了6个月，用抗生素、清热解毒中药暂时压制了所谓的火，却没有看到患者的溃疡本质上是由虚火上炎灼伤脉络而引起的，用甘草泻心汤是否有效呢？也许有效，但我还是考虑用四逆汤、四君子汤厚土伏火，并重用了炙甘草；同时中焦不运，升降失调，合四君子汤，正好可以健运中焦。这是从甘草泻心汤延伸出来的思路，也是在跟诊师父过程中思考得出的结果，在临床上用于治疗很多热证，如上火、上热、炎症等取得了显著的效果，并且疗效更加稳定，对患者来说是有益的，没有留下伏邪。

《伤寒论》第158条："伤寒中风，医反下之，其人下利，日数十行，谷不化，腹中雷鸣，心下痞硬而满，干呕心烦不得安。医见心下痞，谓病不尽，复下之，其痞益甚（此非结热，但以胃中虚，客气上逆，故使硬也），甘草泻心汤主之。"

《金匮要略·百合狐惑阴阳毒病证治第三》："狐惑之为病，状如伤寒，默默欲眠，目不得闭，卧起不安（蚀于喉为惑，蚀于阴为狐），不欲饮食，恶闻食臭，其面目乍赤、乍黑、乍白。蚀于上部则声喝（一作嗄），甘草泻心汤主之。"

甘草泻心汤在《伤寒论》中是治疗脾胃病之方，可治因胃虚不能调理上下而出现的上火之口腔溃疡、下寒之大便溏泄、中焦失运之脾胃痞满。其主要病机是寒热错杂。我在临床上运用本方的经验：用于有上火、下寒、中满的病症，多用于有明显上热下寒之口腔溃疡，重用炙甘草，热重者可加石膏或生地黄，多取捷效。对于下寒明显者，我往往还会采用温潜法，合用四逆汤去治疗。

经方治愈全身乏力 6 年

患者，女，68 岁，因"全身乏力 6 年"于 2021 年 7 月 2 日来诊。

患者是我一个朋友的妈妈，拿着一沓厚厚的就诊病历和处方来找我治疗。她主要就是觉得累，疲劳乏力，伴有头晕，6 年了，也去南宁各大医院看过，治疗了很久，都没有效果，磁共振示腔隙性脑梗死，诊断为焦虑症，服用抗焦虑药物后更加难受了，停药也难受。现症：全身乏力，疲劳，头晕，伴有腹泻，大便稀、不成形，口苦，耳鸣（比较轻微）。舌淡，苔白，脉弦细。

六经辨证：厥阴病。

拟方：柴胡桂枝干姜汤加减。

方药：柴胡 15g，肉桂 9g，干姜 6g，黄芩 9g，天花粉 10g，生龙骨 30g，生牡蛎 30g，炙甘草 6g。7 剂，日 1 剂，水煎服。

患者因为开过很多方子，看我开的方子很平常，就问：

"有用吗?"我说:"阿姨您服用了看看,同时不用太过于担心。"

* * *

二诊(7月10日) 患者乏力疲劳减轻,口苦、腹泻减轻。舌淡,苔白,脉沉细。守上方7剂。

当时患者一进来就很开心地说:"林医生,你真是神医啊,我感觉到整个身体都很舒服了。"我跟阿姨说我不是神医,只是辨证准了,对证了效果就好。

* * *

三诊(7月20日) 患者各方面的症状都已经明显改善,想要长期吃这个药,我跟她说再吃7剂就可以了,多运动,多走走,同时不长时间看手机。我在此基础上调整,以理中汤合四君子汤善后。

【按语】患者全身乏力,疲劳,腹泻,大便稀、不成形,舌淡,苔白,脉弦细,为下焦虚寒证。寒郁化热,见口苦,为上热证。下焦虚寒,寒凝阻滞,气化不利,血运不足,则见头晕耳鸣。整体辨证为厥阴病,予柴胡桂枝干姜汤清上热、温下寒。因考虑患者里虚寒甚,将桂枝改为肉桂,增强温阳之力,加生龙骨,与生牡蛎一起重镇潜阳。患者坚持服药后症状减轻,予理中汤合四君子汤健运中焦、益气健脾收尾。

柴胡桂枝干姜汤是我常用的一首方。我以前没有系统学习经方的时候,用得不多,现在几乎每天都开,我的体会是柴胡桂枝干姜汤运用指征为半表半里阴证,口干或口苦,便溏或便干，可以用。

柴胡桂枝干姜汤出自《伤寒论》第147条："伤寒五六日，已发汗而复下之，胸胁满，微结，小便不利，渴而不呕，但头汗出，往来寒热，心烦者，此为未解也，柴胡桂枝干姜汤主之。"

原方：柴胡半斤，桂枝（去皮）三两，干姜二两，栝楼根四两，黄芩三两，生牡蛎（熬）二两，甘草（炙）二两。

本方与柴胡桂枝汤有异曲同工之妙，桂枝汤调营卫，小柴胡调畅三焦。

本方与当归芍药散合用，实乃经验之谈也。

案例 9

方药合证，不必运用抗生素——经方治愈发热、腹痛

患者，男，58岁，因"发热、腹痛2天"于2021年5月30日来诊。

患者诉5天前出现发热，恶心呕吐，纳差，腹痛，在当地治疗，腹部彩超提示胆石症并感染，予退热、抗生素、补液等对症治疗，症状改善不明显，医生建议手术治疗。后经人介绍来诊。现症：发热，体温38.6℃，腹部隐隐作痛，恶心纳差，口苦，口渴，大便正常。血常规提示白细胞明显增高。舌红，苔薄黄，脉弦滑。

六经辨证：少阳阳明合病。

拟方：大柴胡汤合芍药甘草汤加减。

方药：柴胡60g，黄芩25g，白芍30g，炙甘草10g，生姜10g，大枣10g，半夏15g，石膏120g，大黄10g（后下）。2剂，

日 1 剂，水煎成 750 毫升，分 5 次服用。

* * *

二诊（6 月 2 日） 患者发热减，腹痛缓解，低热，37.6℃，口干口苦，大便每日 4 次、偏烂。舌红，苔薄黄，脉弦细。守上方，调剂量，柴胡减至 30g，黄芩减至 20g，石膏减至 90g，大黄减至 6g。2 剂，日 1 剂，水煎成 450 毫升，分 3 次服用。

* * *

三诊（6 月 5 日） 无发热，无腹痛，纳差，口干口苦。舌淡，苔黄，脉弦细。

拟方：小柴胡汤合芍药甘草汤加金钱草、海金沙、鸡内金。

方药：柴胡 24g，黄芩 10g，白芍 30g，姜半夏 15g，生姜 10g，大枣 10g，炙甘草 10g，金钱草 90g，海金沙 30g，鸡内金 30g。5 剂，日 1 剂，水煎服。

* * *

四诊（6 月 11 日） 患者各项症状已，复查血常规正常，彩超提示胆囊结石仍在，患者要去工地工作，无法再服用中药，治疗停止。

【按语】患者恶心呕吐、纳差、口渴、口苦、脉弦滑，考虑为少阳病；发热、腹部隐隐作痛、舌红、苔薄黄，考虑为阳明病。整体辨为少阳阳明合病。患者因胆石郁滞少阳，不通则痛，故腹部隐隐作痛；肝胆不和，胆汁上泛故口苦；胆石郁滞少阳，郁久化热，热灼津伤，故发热、口渴、舌红、苔薄黄；肝胆不和，中焦气机升降失常，故恶心呕吐、纳差。选用大柴胡汤来和解少阳，清阳明里热，用大量芍药、甘草缓急止痛，用大黄通腑泻热，以下治上，同时加大量石膏清热生津止渴。

二诊时患者低热，症状较前缓解，少阳阳明之热较前减轻，且大便每日4次、偏烂，继续守上方，减柴胡、黄芩、石膏、大黄用量。

三诊时患者无发热、无腹痛，说明阳明之热已清，恶心呕吐减轻，纳差，口干口苦，舌淡，苔黄，脉弦细，说明仍有少阳证，转方为小柴胡汤和解少阳，芍药甘草汤缓急止痛，加金钱草、海金沙、鸡内金软坚散结。

《伤寒论》第103条："太阳病，过经十余日，反二三下之，后四五日，柴胡证仍在者，先与小柴胡汤。呕不止，心下急，郁郁微烦者，为未解也，与大柴胡汤下之则愈。"

《伤寒论》第136条："伤寒十余日，热结在里，复往来寒热者，与大柴胡汤。"

《伤寒论》第165条："伤寒发热，汗出不解，心中痞硬，呕吐而下利者，大柴胡汤主之。"

《金匮要略·腹满寒疝宿食病脉证治第十》："按之心下满痛者，此为实也，当下之，宜大柴胡汤。"

我在临床运用大柴胡汤的经验：治疗一些顽固性发热时，表证解了以后高热不退，有少阳阳明合病，症见口干口苦、大便干、心下痞硬、舌红、苔黄，就可以用大柴胡汤加石膏。如有胆石症，胆囊炎，胆囊中有泥沙样改变，伴发热、恶心、呕吐，常合海金沙、金钱草等具有利石排石作用的药物。

---------- 案例 10 ----------

温潜法治疗咽痛、咽干1例

患者，男，29岁，因"咽喉疼痛1个月，加重伴咽干3天"于2021年10月25日来诊。

患者诉1个月前无明显诱因出现咽喉疼痛，无发热恶寒，口腔溃疡，当时未予治疗，3天前咽喉疼痛加重，咽喉干燥难忍，口干欲饮温水，烦躁，无口苦，无鼻塞流涕，大便正常，能入睡。舌红，苔黄，舌胖大，水滑舌；右脉沉细弦，左脉沉细。

六经辨证：厥阴病。

拟方：四逆汤、四君子汤加减。

方药：蒸附片15g（先煎1小时），干姜10g，炙甘草30g，茯苓30g，生白术20g，肉桂10g，生龙骨45g，生牡蛎45g，乌梅30g，党参15g，黄连10g，黄芩10g，石膏60g。2剂，日1剂，水煎温服。

＊　＊　＊

二诊（11月2日） 咽喉疼痛减，咽干已经明显减轻，昨天又见口腔溃疡。舌红，苔黄腻，脉沉细。

拟方： 四逆汤合甘草泻心汤加减。

方药： 蒸附片15g（先煎1小时），干姜10g，炙甘草30g，半夏15g，生地黄30g，薏苡仁30g，党参10g，黄连10g，黄芩10g，石膏75g。3剂，日1剂，水煎服。

＊　＊　＊

三诊（11月5日） 无咽干咽痛，纳可，难以入睡。舌淡红，苔黄腻。守上方，石膏减量至45g，加砂仁15g，生龙骨、生牡蛎各45g，肉桂6g。5剂，日1剂，水煎服。

患者服用上药后，各项症状已，因要回广州上班，停药。

【按语】 患者初诊时口干，渴欲饮水，烦躁，咽喉疼痛，咽干难受，为上焦热证。舌胖大，水滑舌，右脉沉细，为下焦虚寒。故辨为厥阴病。患者苔黄，水滑舌，舌胖大，脉沉细，示有水饮且脾阳虚。水饮上逆，阻滞气机，致气机不通，郁而化热，阳虚气化无力，不能蒸化津液上承，故而出现舌红，口干，渴欲饮水，烦躁，咽喉干燥难忍、疼痛。予四逆汤温阳扶阳，温化水饮，以土伏火；四君子汤健运中焦，调理脾胃，使得脾胃气机升降正常；方中加石膏、黄连、黄芩可清里热，加入乌梅可加强温化水饮作用。

二诊时患者咽痛、咽干明显减轻，但舌仍红，苔黄腻，说明仍有明显里热兼水饮化热，加大石膏量清热生津；因口腔溃疡，将茯苓、白术改为半夏，取甘草泻心汤之意，辛开苦降，补虚、调中、缓急，健脾清热。

三诊时患者各项症状皆已改善好转，无咽干、咽痛，纳可，难以入睡，舌淡红，苔黄腻，可知里热较前减轻，仍有湿热，继续守上方，并将石膏减量，加肉桂引火归元，生龙骨、生牡蛎重镇安神、潜阳，砂仁理气和胃、健脾化湿。

甘草泻心汤出自《伤寒论》第158条："伤寒中风，医反下之，其人下利，日数十行，谷不化，腹中雷鸣，心下痞硬而满，干呕心烦不得安。医见心下痞，谓病不尽，复下之，其痞益甚。此非结热，但以胃中虚，客气上逆，故使硬也，甘草泻心汤主之。"我临床运用本方的经验：在半夏泻心汤证基础之上，气更加虚，因下寒引起口腔溃疡者运用得比较多。

案例 11

治疗梅核气并非都用半夏厚朴汤，仔细辨证发现蛛丝马迹

患者，女，32 岁，因"咽喉异物感、不适 2 年"于 2021 年 12 月 2 日来诊。

患者在外院反复治疗，缓解不甚明显，症状易反复。既往用过很多方，有四逆散、半夏厚朴汤等。现症：咽喉异物感、不适，欲吐，无口干口苦，无鼻塞流涕，纳、寐可，二便调。舌胖大、边有齿痕，脉弦细。

六经辨证：太阴病。

拟方：苓桂术甘汤合干姜甘草汤加半夏。

方药：茯苓 30g，桂枝 15g，白术 15g，炙甘草 10g，姜半夏 20g，干姜 6g。5 剂，日 1 剂，水煎服。

* * *

二诊 患者服用后咽喉异物感大减，觉得舒畅了很多，要

求继续调理，上方加陈皮10g，7剂。

服用7剂后，患者咽喉不适感基本消失，困扰其2年的症状12剂中药就治好了。

【按语】梅核气一证多从气机论治，其中，半夏厚朴汤、四逆散用的机会比较多。此患者经过前面的治疗后症状缓解不明显，这时就要重新调整辨证思路，我曾用真武汤治疗过类似的患者。本案患者症状并不典型，在六经辨证中表、半表半里、里的症状都不甚明显，热证也不显，也没有明显的气机郁滞，从舌、脉以及有欲吐的症状来看，考虑水饮冲逆比较明显，所以在一诊的时候用了苓桂术甘汤合干姜甘草汤加半夏，以温化水饮、降冲逆为主。苓桂术甘汤见于《金匮要略》及《伤寒论》中。

《金匮要略·痰饮咳嗽病脉证并治第十二》："心下有痰饮，胸胁支满，目眩，苓桂术甘汤主之。"

《金匮要略·痰饮咳嗽病脉证并治第十二》："夫短气，有微饮，当从小便去之，苓桂术甘汤主之，肾气丸亦主之。"

《伤寒论》第67条："伤寒若吐若下后，心下逆满，气上冲胸，起则头眩，脉沉紧，发汗则动经，身为振振摇者，茯苓桂枝白术甘草汤主之。"

无论是《金匮要略》还是《伤寒论》均提及水饮之邪在体内作怪而导致"胸胁支满""短气，有微饮""心下逆满，气上冲胸"等症状，此患者亦是由水饮冲逆胶着于咽喉而导致咽喉不适、欲吐，故方中用大量茯苓以达到利饮的效果，桂枝配半夏在这里的作用为降水饮冲逆，干姜配甘草形成干姜甘草汤有以火生土之意，重在温中。患者服用后症状明显改善，说明一诊方向正确，所以在二诊中加陈皮，有二陈汤升清阳降浊阴的含义，整体效果比较好。

这个案例提醒我，患者既往治疗的信息其实特别重要，同时，半夏厚朴汤确实可以治疗很多梅核气患者，但是也不要形成思维定势，要辨证而施治。

案例 12

柴胡桂枝汤化裁治疗难缠的高热

患儿，女，3 岁零 8 个月，因"反复发热"于 2021 年 12 月 21 日来诊。

患儿是我师妹的女儿，发热 1 周，用退热药、抗生素治疗仍反复发热。患儿于 2021 年 12 月 13 日开始发热，体温 39.7℃，腹痛，怕热，恶风，鼻塞，无流涕，无头痛，偶有咳嗽，咽稍红。纳差，精神尚可。大便当日未解，前日正常。舌红，舌尖有芒刺，苔白。脉有力。既往有肠系膜淋巴结炎、肠梗阻病史。

六经辨证：太阳少阳阳明合病。

拟方：柴胡桂枝汤加石膏、麦芽、山楂、蝉蜕。

方药：桂枝 10g，白芍 10g，生姜 10g，大枣 10g，炙甘草 6g，柴胡 20g，黄芩 15g，石膏 90g，党参 10g，半夏 12g，麦芽 15g，山楂 15g，蝉蜕 6g。1 剂，水煎服。

* * *

二诊（12月25日） 患儿高热已退，体温恢复正常，无腹痛。鼻塞流涕，色白清稀，咳嗽痰多。舌红，苔白根腻，脉弦细。

六经辨证： 太阳太阴合病。

拟方： 小青龙汤合三子养亲汤加减。

方药： 桂枝10g，杏仁6g，干姜6g，半夏6g，细辛3g，五味子10g，茯苓10g，神曲10g，麦芽10g，紫菀10g，款冬花10g，苏子10g，莱菔子6g，白芍6g。3剂，日1剂，水煎服。

终日忙碌，忘记回访，得空问起师妹，言患儿只吃了一剂药就明显不咳了。

【按语】 该患儿发热、恶风、鼻塞、咳嗽、苔白，考虑为太阳表证；腹痛，纳差，考虑出现了少阳证；舌红，舌尖有芒刺，为阳明里热的表现，故证属太阳少阳阳明合病，给予柴胡桂枝汤加石膏。患儿因肠系膜淋巴结炎、肠梗阻受累而出现腹痛，加蝉蜕解痉止痛。患儿脾胃不好，加麦芽、山楂健脾消积。患儿发热至39.7℃，石膏不用担心剂量大，退热的时候要稳、准、狠。有表证，又有少阳证的表现，用小柴胡汤加石膏，往往立竿见影。果然，服完一剂，二诊时师妹欣然相告：高热退下来了！接下来也没有再发热。

二诊时患儿鼻塞流涕，色白清稀，咳嗽痰多，苔白根腻，是很明显的外邪里饮，太阳太阴合病。在经方医学体系里面，外有表证里有水饮一定要解表利饮。水饮上逆于肺，肺失宣降则咳；里饮不化，痰湿内生则痰多。

患儿需要解表，温化水饮，予小青龙汤变方。患儿热已退，考虑发过汗，改麻黄为杏仁，桂枝化气行水以利里饮之化，干姜、细辛、半夏、五味子温肺化饮，神曲、麦芽健脾消积，培土生金。肺与大肠相表里，既有咳嗽，又有大便不通畅的，常加上紫菀、款冬花。咳嗽痰多，加三子养亲汤的苏子、莱菔子降气化痰。虽然舌是红的，但不一定是真热，这只是局部热。不能只是看到标就去清热，一清热反而容易伤及中焦脾胃，情况会更坏。小青龙汤中不用止咳平喘药，而重在温化寒饮，内饮是病本，寒饮一去，则咳喘必止。经方治病，有表则解表，夹饮则化饮，夹食积则化食积，随证治之。

—————— 案例 13 ——————

孕期咽痛不要怕，小柴胡汤建奇功

患者，女，33 岁，孕 19 周，因"咽痛 10 小时"于 2021 年 12 月 9 日来诊。

患者诉 10 小时前出现咽痛咽干，咽红，体温 37.6℃，无鼻塞流涕，头痛，有少许黄白相间痰，无口干，纳差，大便正常，无汗。舌淡，苔白，脉弦滑、弦细。

六经辨证：少阳阳明合病。

拟方：小柴胡汤加减。

方药：北柴胡 15g，黄芩 12g，党参 10g，姜半夏 10g，甘草 10g，桔梗 10g，石膏 45g，细辛 6g，木蝴蝶 6g。3 剂，日 1 剂，水煎服。

* * *

二诊（12 月 13 日） 咽不痛，无发热，咽喉干，口干欲饮温水，咳嗽有黄痰，纳可，无流涕。舌红，苔薄黄，脉弦细。

六经辨证：阳明太阴合病。

拟方：苓甘五味姜辛夏汤合半夏厚朴汤加减。

方药：茯苓 15g，干姜 6g，细辛 6g，五味子 10g，姜半夏 20g，桔梗 10g，苏子 10g，制厚朴 10g，石膏 45g。3 剂，日 1 剂，水煎服。

12 月 22 日微信随访，已不咳。

【按语】咽干，纳差，咳少许痰，黄白相间，脉弦，考虑为少阳证；咽痛、咽红考虑为阳明证。患者发热，无鼻塞流涕，头痛，有咽干、咽红、咽痛，纳差，痰黄白相间，说明邪已传入少阳阳明。表证不明显，因外邪由表入半表半里（少阳）。邪郁滞在半表半里，既不能出表，也不能入里，郁久就会化热，往有孔窍（咽部）的地方窜动，欲往外出。化热就会灼伤津液，故咽痛、咽干、咽红，痰黄白相间，脉弦。邪由表入半表半里，正邪相争就会更加剧烈，故发热。外邪郁热犯胃，故纳差。舌淡，苔白，无口干，说明尚未形成阳明之胃家实这种情况。外邪犯肺，肺失宣降，故咳少许痰。患者本身是孕妇，此时的脉滑要辨清楚是孕脉还是水饮，从症状来看，水饮不太明显。用小柴胡汤加石膏和解少阳、清阳明之热；柴胡、黄芩清少阳之热；半夏散结消痞；党参、甘草益胃气，生津液，和营卫，既扶正以助祛邪，又实里而防邪入；石膏清热生津；桔梗、木蝴蝶清肺利咽，疏肝和胃；细辛辛香走窜，宣泄郁滞，通利九窍，解表。

二诊患者症状改变，因寒饮内停于里，郁久化热，故咽喉干，口干欲饮温水，舌红，苔薄黄，脉弦细；寒饮犯肺，肺失宣降，气机宣降失常，肺气上逆，故咳嗽有黄痰。用苓甘五味姜辛夏汤温化水饮，半夏厚朴汤行气散结、降逆、止咳化痰，石膏清热，桔梗宣肺利咽、祛痰排脓。